最新 言語聴覚学講座

言語聴覚障害学概論

Introduction to Speech, Language and Hearing Sciences

編著：
倉智雅子
植田　恵
城間将江

医歯薬出版株式会社

執筆者一覧

編者

倉智　雅子	くらち　まさこ	国際医療福祉大学成田保健医療学部言語聴覚学科
植田　恵	うえだ　めぐみ	帝京平成大学健康メディカル学部言語聴覚学科
城間　将江	しろま　まさえ	国際医療福祉大学大学院保健医療学専攻言語聴覚分野

執筆者

倉智　雅子	くらち　まさこ	編者欄に同じ
城間　将江	しろま　まさえ	編者欄に同じ
浅香明日美	あさか　あすみ	医療法人社団恵仁会 府中恵仁会病院
秋山真樹子	あきやま　まきこ	介護老人保健施設 お達者倶楽部
西田久美子	にしだ　くみこ	千葉市療育センターやまびこルーム
木下　亜紀	きのした　あき	株式会社 あいりす
大石　斐子	おおいし　あやこ	国際医療福祉大学成田保健医療学部言語聴覚学科
山本　徹	やまもと　てつ	医療法人社団永生会 在宅総合ケアセンター
秦　若菜	はた　わかな	北里大学医療衛生学部リハビリテーション学科言語聴覚療法学専攻
原　由紀	はら　ゆき	北里大学医療衛生学部リハビリテーション学科言語聴覚療法学専攻
植田　恵	うえだ　めぐみ	編者欄に同じ
後藤多可志	ごとう　たかし	目白大学保健医療学部言語聴覚学科
八鍬　央子	やくわ　ひさこ	東北文化学園大学医療福祉学部リハビリテーション学科言語聴覚学専攻
城本　修	しろもと　おさむ	広島県公立大学法人
永見　慎輔	ながみ　しんすけ	川崎医療福祉大学リハビリテーション学部言語聴覚療法学科
小渕　千絵	おぶち　ちえ	国際医療福祉大学成田保健医療学部言語聴覚学科

（執筆順）

序 文

言語聴覚障害の有無や重症度は，外見ではおおよそ判断がつかず，目にみえない障害といわれます．実際には，乳幼児から高齢者まで，言語・認知，発声発語，聴覚，コミュニケーション，摂食嚥下などの，いわゆる言語聴覚障害のある人は相当数存在し，言語聴覚療法の（リ）ハビリテーションを受けていますが，周囲に気付かれにくいのです．そのためか，言語聴覚士の職業イメージもつかみづらいようで，「言語聴覚療法って何？」「どんなことをするの？」「ことばやきこえはリハビリすれば治るの？」などの質問を受けることがあります．

人は，生後たった数年の間に，言語を獲得してコミュニケーションを取り，社会と関わることで自分の世界を広げていきます．同時に人は言語を通して物を考え，認識・記憶し，学習の道具として使用することで，歴史や文化を継承・発展させていきました．さらに，感情が揺り動かされる，自分の行動を制御する，他者との関係性を推し量るなどの行為も，ことばによってなされます．このように，ことばは人間が社会で生きていく上で大切な機能を備えていますが，空気のように当たり前に使っているためか，普段はことばとは何か，どのような機能をもつか，それが失われるとどうなるか，などを真剣に考える機会は少ないのではないかと思われます．

言語聴覚障害のある人や家族に対して，専門的サービスを提供し支援する専門職が言語聴覚士で，AI時代にも生き残る職業の一つといわれています．理由は，「人間が人間の障害と向き合う仕事」であるため，人の心や感情の機微に気付き，柔軟に対応できる感性と高度なコミュニケーション力が必要とされるからです．障害は一過性の場合もあれば永続的なこともあり，同じ障害でも個々の特性やライフステージによって変化するため，対応が異なります．障害がある人に対する善意や優しさは支援者として重要な資質ですが，それだけでは不十分で，具体的な支援を提供するには専門的な知識・技能・態度・判断力の修得が必須です．

本書は，言語聴覚療法の基礎を概説した入門書であり，読者としては，言語聴覚士を志す学生および言語コミュニケーション障害に関心のある人を想定した内容になっています．言語聴覚障害学の理論も実践も日進月歩で，社会体制や保障制度が変われば障害者対策も異なりますので，最新の知見や情報を盛り込むようにしました．本書を通して，言語聴覚士，言語聴覚障害学，そして何よりも，ことば・きこえ・コミュニケーションに困難さを抱える人に対する理解が深まることを願っております．

なお，言語聴覚障害の領域は多岐にわたりますので，本書で基礎知識をしっかりと押さえ，障害領域別の成書でさらに学習を発展していただければ幸いです．

最後に，ご執筆いただいた言語聴覚士の皆さま，ならびに本書の刊行にご尽力いただいた医歯薬出版編集部の茂野靖子氏，関係者の皆さまに感謝申し上げます．

2023年9月

倉智雅子　植田恵　城間将江

本書の構成とコンセプト

本書は，言語聴覚障害を学ぶ初心者が習得すべき基礎的知識をわかりやすく概括したもので，以下の５章から構成されている．学習目標を明確にするため，各章の冒頭で「学習のねらい」と「章の概要」を示した．また，本文では「キーワード」「つながる知識」「ここが重要」などの解説を加え，図表やイラストを多用して読者の知識欲を刺激するよう工夫した．さらに，各章の終わりには「確認Check！」を収載し，学習到達度を自己点検できるようにした．

第1章：言語聴覚士とは

日本における言語聴覚士が国家資格として法制化されたのは1997年で欧米諸国に比して遅いが，言語聴覚療法の専門性が社会に認識されたのは1960年代であり，1971年には専門職としての養成教育も始まっている．国家試験に合格することで法的には言語聴覚士となり，言語聴覚士法で定められた業務を遂行できる．しかし，理想とする言語聴覚士になるには，臨床経験だけに頼るのではなく，常に自己研鑽して知識や技能を高め，人格を涵養することが大事である．

本章では，言語聴覚士の職務と活躍の場，養成教育の歴史的背景や学問領域および世界の動向を展望し，臨床実践における専門職としての倫理観や多職種連携について述べている．

医療従事者の仕事は「Science & Art」であるといわれるが，言語聴覚士も同様で，科学的視点をもちつつ，人間としての姿勢を正して対象者と向き合う．そのため，言語聴覚士養成の学問領域は，言語聴覚障害や治療法に関する専門科目以外に，基礎医学・臨床医学，心理学系，社会学系の科目などを学習することになっている．

第2章：ことばの機能

言語（ことば）が人間特有のものかについては異論のあるところであるが，少なくとも，人間や社会について論ずる時，言語の存在を無視することはできないほど，ことばは社会生活を送る上で重要な存在である．

本章では，言語とコミュニケーションの違いを簡潔に示し，普遍的な言語体系や日本語の特徴について展開している．人間にとって「ことば」とは何か，コミュニケーションとは何か，どのように人間は言語やコミュニケーション能力を獲得し進化させてきたのかなどを再考する内容となっている．

第3章：ことばときこえのメカニズム

20世紀後半は脳科学の進歩が目覚ましく，脳機能の画像解析技術も進み，画像診断によって言語症状・重症度と責任病巣との関係性が理解しやすくなった．音声分析機器，聴覚機能検査，聴覚補償機器などの進歩も同様で，目に見えないはずの音声情報や脳波が視覚化され，これらの科学技術の進歩によって，言語，発声発語，摂食嚥下，聴覚障害の発生機序の解明が進み，言語聴覚障害学の学問的発展や言語聴覚士の臨床のあり方にも影響を及ぼした．現在は，根拠に基づく臨床は当然のことと受け止められているが，上記のような科学技術の進歩が背景にあることは否めず，今後も脳と言語聴覚障害の関係，さらには薬物や遺伝子が脳機能や言語機能に及ぼす影響の研究は進んでいくと予測される．

本章では，ことばの生成や理解を支える発声発語器官や聴覚器官の生理的メカニズム，および脳や神経の機能を概説している．医学的用語が多く，初心者は読むのに難渋するかもしれないが，言語聴覚士として必要不可欠な基礎的知識である．第5章と照らし合わせて読むと理解が促進されるのではないかと思われる．

第4章：言語聴覚障害の評価・診断と介入

言語聴覚士が対象とする人の年齢層は幅広く，それぞれの障害像も多岐にわたる．本章では，言語聴覚療法を実践するにあたって，その臨床業務の流れ，評価・診断，介入の原則を記述している．対象者が現時点で必要とする支援を行うためには，障害の発症時期や経過までを遡って情報収集し，数多い検査の中から適切なものを選択して言語病理学的な評価・診断を行い，短期目標・長期目標を設定して指導・訓練を行う．対象者が呈する言語聴覚障害像は複雑で，ことばの障害，発声発語障害，嚥下障害などを併せもつことが多く，主症状だけでなく，関連する障害も鑑別しなければならない．障害の発生メカニズムや総合的な障害像を明らかにするためには，複数の検査を組み合わせて施行する必要があり，介入までに時間がかかる．そこで実際には，スクリーニングして治療仮説を立てたら指導・訓練をはじめ，評価・診断を並行して進める．対象とする疾病によっては症状が急速に改善することも悪化することもあり，対象者のどの時点で評価・診断したのか，再評価したのか，どのような介入をしたのかを記録し，対象者の障害像に応じて目標を修正しながら，指導・訓練の効果を検証する．

第5章：言語聴覚障害の種類

言語聴覚障害の種類は多岐多様であるため，本章では，言語聴覚士が対象とする障害領域を，主症状に添って「A.言語・認知系の障害」「B.発声発語系の障害（摂食嚥下障害を含む）」「C.聴覚系の障害」の３つに分類し，主な障害について基礎的知識として押さえておくべき要点を示した．なお，障害名は疾病分類する機関や診断基準（ICD，DSMなど），またその改訂によって表現が異なることがあり，臨床現場では新旧入り交じって使用されることもあるので留意する．

おおむねどの障害も，ライフステージのあらゆる時期に発症し得るが，言語聴覚療法が大きく異なる言語・認知系の障害と聴覚系の障害については，小児期にみられる障害と成人期にみられる障害に分類した．疾病や重症度および介入の仕方によっては，小児期発症の障害が生涯にわたり永続することもある．また，進行性疾患の場合は，リハビリテーションの甲斐もなく一進一退を繰り返しながら徐々に悪化することもある．

臨床を行う上で大事なことは，自職種･他職種と協働し，対象者の予後を考えながらライフステージで途切れることのない支援のあり方を模索し続けることである．一方で，障害の一般的特性や思い込みで臨床推論を誤ってもいけない．介入方法によって専門家が予想している以上の回復力や新たな能力を発揮する人も少なくないからである．対象者の失われた能力に対するアプローチも大切だが，残されている能力の発見・向上の可能性の見極め，新しい課題への挑戦も大事にして指導・訓練方針や目標を設定する．

本書で学んだ知識をもとに，科学的根拠を基にしながらも，「個としての尊厳を持った人間」を対象にしていることを肝に銘じ，対象者の心情や価値観にも配慮した支援，ライフステージを見通した臨床実践ができる言語聴覚士が増えることを切に願う．

（城間将江）

目次

第1章 言語聴覚士とは …… 1

1. 言語聴覚士の職務と活躍の場 （倉智雅子） 1

1）言語聴覚士の職務 …… 1

（1）「話しことば」とその障害への対応　（2）「言語」とその障害への対応
（3）「きこえ」とその障害への対応　（4）「摂食嚥下」とその障害への対応

2）言語聴覚士の活躍の場 …… 5

（1）医療の場での活躍　（2）介護・福祉の場での活躍（成人対象）
（3）福祉・保健の場での活躍（小児対象）　（4）教育の場での活躍
（5）その他の場での活躍

2. 言語聴覚士の歴史と養成教育 （倉智雅子） 7

1）言語聴覚士の歴史 …… 7

2）言語聴覚士の養成教育 …… 9

（1）求められる資質と能力　（2）養成形態　（3）学問領域
（4）諸外国との違い　（5）卒後教育

3. 臨床実践における基本理念 （城間将江） 13

1）職業倫理 …… 13

（1）自己研鑽　（2）対象者の尊重，有益性の優先
（3）インフォームド･コンセント　（4）守秘義務　（5）臨床記録
（6）根拠に基づく臨床

2）リスク管理 …… 16

（1）リスクマネジメント　（2）緊急時の対応　（3）感染症と感染症防止対策

3）多職種連携 …… 18

4）地域言語聴覚療法 …… 19

（1）地域リハビリテーション　（2）災害リハビリテーション

5）ICFの活用 …… 20

（1）ICFの構成要素　（2）ICFの活用意義

確認Check! …… 22

第2章 ことばの機能 …… （大石斐子） 26

1. 言語とコミュニケーション 26

1）ことばの機能 …… 26

（1）コミュニケーションの手段　（2）思考の道具
（3）行動の自己制御　（4）その他の機能

2）コミュニケーション …… 27

（1）コミュニケーションとは　（2）コミュニケーションの手段

3）言語 …… 29

（1）言語とは　（2）言語の性質　（3）言語の構造

2. 日本語の特徴 31
1）日本語の「音」…… 31
（1）音素と音節　（2）アクセント
2）日本語の「語」…… 32
（1）形態素　（2）語形成
3）日本語の「文」…… 33
（1）内容語と機能語　（2）基本語順　（3）助動詞
4）日本語の「意味」…… 33
（1）語と語の間の意味関係　（2）文の意味
5）日本語の「語用」…… 34
（1）直示　（2）主題　（3）旧情報と新情報　（4）視点　（5）敬語
6）日本語の「文字」…… 35
（1）日本語の文字体系

3. 言語・コミュニケーションの獲得 36
1）前言語期の発達 …… 36
（1）コミュニケーション行動の形成　（2）発声行動の発達　（3）音声知覚の発達
2）幼児期の言語発達 …… 37
（1）語彙の発達　（2）文法の発達　（3）談話および語用の発達　（4）音韻意識の発達
3）学童期の言語発達 …… 38
（1）語彙·文法の発達　（2）談話および語用の発達　（3）読み書きの発達
確認Check! …… 39

第3章 ことばときこえのメカニズム …… 40
1. 発声発語と摂食嚥下のメカニズム　（秦　若菜）40
1）発声発語の器官とメカニズム …… 41
（1）呼吸　（2）発声　（3）構音・共鳴　（4）国際音声記号（IPA）
2）摂食嚥下の器官とメカニズム …… 47
（1）咽頭　（2）外喉頭筋　（3）摂食嚥下のメカニズム　（4）嚥下モデル

2. ことばと脳　（秦　若菜）49
1）神経系 …… 49
（1）大脳　（2）大脳基底核　（3）間脳　（4）脳幹　（5）小脳
（6）神経伝導路　（7）脳神経
2）脳の構造と機能 …… 54
（1）側性化　（2）機能局在
3）ことばを支える神経 …… 55
（1）言語機能（言語の理解・産生）　（2）発話運動機能

3. きこえとバランス感覚のメカニズム （原　由紀） 57

1）音と人のきこえ …… 57
2）聴覚器官の構造と機能 …… 58
（1）外耳　（2）中耳　（3）内耳　（4）後迷路
3）平衡器官の構造と機能 …… 61
（1）前庭　（2）半規管（三半規管）
確認Check! …… 62

第4章 言語聴覚障害の評価·診断と介入 …… （植田　恵） 63

1. 言語聴覚療法の臨床業務の流れ 63

1）臨床推論 …… 64
2）測定，評価，診断 …… 64

2. 言語聴覚療法における評価・診断 65

1）評価・診断の目的 …… 65
2）収集する情報の種類と収集方法 …… 66
（1）直接収集する情報　［検査結果の解釈について］　（2）間接的に収集する情報
（3）情報収集の手順　（4）情報収集における留意点
3）情報の統合と解釈 …… 70

3. 言語聴覚療法における介入 72

1）介入の原則 …… 72
（1）根拠（エビデンス）に基づく介入　（2）仮説検証型の介入　（3）チームアプローチ
2）介入の方法論 …… 73
（1）機能回復訓練　（2）実用的コミュニケーション訓練
（3）拡大·代替コミュニケーション手段の獲得訓練　（4）心理·社会的サポート
3）介入の実際 …… 74
確認Check! …… 75

第5章 言語聴覚障害の種類 …… 76

A. 言語・認知系の障害 …… 76

1. 小児期にみられる言語・認知系の障害 （後藤多可志） 76

1）種類と特徴 …… 76
（1）知的能力障害　（2）自閉症スペクトラム障害　（3）特異的言語発達障害
（4）限局性学習障害　（5）発達性ディスレクシア（発達性読み書き障害）
（6）注意欠如·多動性障害　（7）脳性麻痺　（8）重症心身障害
2）ライフステージからみる臨床のポイント …… 81

2. 成人期にみられる言語・認知系の障害　（八鍬央子） 82

[高次脳機能障害とは]　[高次脳機能障害を引き起こす原因]

1）種類と特徴 …… 84

（1）背景症状　（2）失語症　（3）その他の高次脳機能障害

2）ライフステージからみる臨床のポイント …… 88

（1）若年者への臨床のポイント　（2）高齢者への臨床のポイント

B. 発声発語系の障害 …… 90

1. 発声発語障害　（城本　修） 90

a. 音声障害

1）種類と特徴 …… 90

2）ライフステージからみる臨床のポイント …… 92

b. 発話障害

1）種類と特徴 …… 92

[発話運動の実行障害]

（1）運動障害性構音障害　（2）器質性構音障害　（3）機能性構音障害

[発話運動の準備障害]

（1）発語失行

2）ライフステージからみる臨床のポイント …… 94

c. 流暢性障害

1）種類と特徴 …… 95

（1）発達性吃音　（2）獲得性吃音　（3）クラタリング（早口言語症）

2）ライフステージからみる臨床のポイント …… 97

2. 摂食嚥下障害　（永見慎輔） 98

1）種類と特徴 …… 98

（1）摂食嚥下障害の発症メカニズムと原因　（2）摂食嚥下障害を生じる疾患
（3）摂食嚥下障害に関連する合併症やリスク

2）ライフステージからみる臨床のポイント …… 101

（1）乳幼児期における留意事項と臨床のポイント
（2）学童期における留意事項と臨床のポイント
（3）成人期における留意事項と臨床のポイント
（4）高齢期における留意事項と臨床のポイント

C. 聴覚系の障害 …… （小渕千絵） 102

1. きこえの障害 102

1）種類と特徴 …… 102

（1）難聴側　（2）難聴の種類　（3）難聴の程度　（4）難聴の発症時期

2）聴覚補償機器 …… 104

（1）補聴器　（2）人工聴覚器　（3）補聴援助システム

2. 成人期のきこえの障害 106

1）成人難聴の特徴 106

2）発症時期に応じた成人難聴の臨床のポイント 106

（1）言語獲得前の若年期に発症した難聴者　（2）成人期に発症した難聴者
（3）高齢期に発症した難聴者

3. 小児期のきこえの障害 107

1）小児難聴の特徴 107

（1）新生児聴覚スクリーニング検査による難聴の早期発見
（2）先天性難聴の原因と難聴のリスク因子　（3）小児期の聴覚補償
（4）コミュニケーション手段

2）発達時期に応じた小児難聴の臨床のポイント 109

（1）乳児期　（2）幼児期　（3）学童期　（4）思春期以降

4. ライフステージからみる臨床のポイント 111

確認Check! 111

Column「言語聴覚士の臨床場面」 23

1. 病院での言語聴覚士の仕事（浅香明日美） 23
2. 介護施設での言語聴覚士の仕事（秋山真樹子） 23
3. 療育施設での言語聴覚士の仕事（西田久美子） 24
4. 学校での言語聴覚士の仕事（木下亜紀） 25

Column「地域包括ケアシステム」（山本　徹） 39

付録：ライフステージからみる言語聴覚士としての臨床の視点 112

索引 114

第1章

言語聴覚士とは

学習のねらい

- 言語聴覚士とはどのような専門職なのかを理解しよう．
- 言語聴覚士の職務や職場，職業の歴史や養成形態を理解しよう．
- プロフェッショナルに求められる態度，姿勢，知識，技能を理解しよう．

章の概要

言語聴覚士は，コミュニケーションと，食べること・飲み込むことの障害に専門的サービス（言語聴覚療法）を提供するプロフェッショナルである．専門の知識や技能を修得した専門職であるだけでなく，高い倫理観を有し，リスク管理や円滑な多職種連携が実践できる臨床家でなければならない．

言語聴覚士（speech-language-hearing therapist：ST）が関わる領域

対象とする機能		対応する障害
speech	話しことば	声の障害（音声障害）
		発話の障害（発話障害／構音障害，流暢性障害）
language	言語	言語の獲得段階の障害（言語発達障害）
		言語の獲得後に生じる障害（失語症，高次脳機能障害）
hearing	きこえ	聴覚障害
swallowing	食べること・飲み込むこと	摂食嚥下障害

1．言語聴覚士の職務と活躍の場

1 言語聴覚士の職務

言語聴覚士（speech-language-hearing therapist：ST）は，1997年の言語聴覚士法の制定により国家資格化された専門職で，ことばによるコミュニケーションと，食べること・飲み込むことに問題がある人々，つまり，言語聴覚障害と摂食嚥下障害を有する人々に対して，専門的サービス（言語聴覚療法）を提供するプロフェッショナルである．言語聴覚士法の第二条には，「言語聴覚士とは，厚生労働大臣の免許を受けて，言語聴覚士の名称を用いて，音声機能，言語機能又は聴覚に障害のある者についてその機能の維持向上を図るため，言語訓練その他の訓練，これに必要な検査及び助言，指導その他の援助を行うことを業とする者をいう」と定義されている．ここで注意しなければならないことは，言語聴覚士の資格は“**名称独占**”の国家資格であり，“**業務独占**”の国家資格ではないという点である．名称独占資格である言語聴覚士の場合，資格をもたない者が言語聴覚士を名乗ることは違法とされ，違反すると処罰の対象となる．しかし，業務独占資格でないため，言語聴覚士でなければ行えないという業務の制約はない．

> **ここが重要**
>
> **【業務独占と名称独占】**
> 国家資格のうち，業務独占資格は無資格者が行うと罰せられるものであり，医師と医業はこれにあたる．名称独占資格は無資格者が職業名を使うことを禁じているが，業務の違法性は問われない．

表 1-1　言語聴覚士に認められる診療補助行為

嚥下訓練	
人工内耳の調整	
厚生労働省令で定める行為	一　機器を用いる聴力検査（気導により行われる定性的な検査で次に掲げる周波数及び聴力レベルによるものを除く） イ　周波数千ヘルツ及び聴力レベル三十デシベルのもの ロ　周波数四千ヘルツ及び聴力レベル二十五デシベルのもの ハ　周波数四千ヘルツ及び聴力レベル三十デシベルのもの ニ　周波数四千ヘルツ及び聴力レベル四十デシベルのもの
	二　聴性脳幹反応検査
	三　眼振電図検査（冷水若しくは温水，電気又は圧迫による刺激を加えて行うものを除く）
	四　重心動揺計検査
	五　音声機能に係る検査及び訓練（他動運動若しくは抵抗運動を伴うもの又は薬剤若しくは器具を使用するものに限る）
	六　言語機能に係る検査及び訓練（他動運動若しくは抵抗運動を伴うもの又は薬剤若しくは器具を使用するものに限る）
	七　耳型の採型
	八　補聴器装用訓練

そのような立場の言語聴覚士に認められた業務として，言語聴覚士法の第四十二条には「言語聴覚士は，保健師助産師看護師法（昭和二十三年法律第二百三号）第三十一条第一項及び第三十二条の規定にかかわらず，診療の補助として，医師又は歯科医師の指示の下に，嚥下訓練，人工内耳の調整その他厚生労働省令で定める行為を行うことを業とすることができる」と明記されている．これは，本来看護師・准看護師の独占業務である診療補助行為のうちのいくつかを，言語聴覚士に認めるものである（**表 1-1**）．

言語聴覚士は，新生児から高齢者まで幅広い年齢層の人々を対象とし，対象児者それぞれがもつ障害の軽減と生活の質の向上を図りながら，その人らしい生活を構築できるよう支援する，社会に不可欠な専門職である．また，対象児者一人ひとりの問題点を探り，個人の能力だけでなく，置かれた立場や周囲との関わりにも配慮した対応が求められることから，言語聴覚士は人工知能（AI）に取って代わられることのない職業と考えられている．

職能団体の全国組織である（一般社団法人）日本言語聴覚士協会のホームページでは，言語聴覚士は英語で speech-language-hearing therapist と称されている[1]．その名の通り，speech（話しことば），language（言語），hearing（きこえ）とその障害を専門領域とするプロフェッショナルである．そして，speech（話しことば）の器官は swallowing/deglutition（摂食嚥下）の器官として関連が深いことから，摂食嚥下障害も言語聴覚士の専門領域に含まれる．言語聴覚士が関わる領域を**図 1-1**に示す．言語聴覚士は，医療の現場において理学療法士（PT），作業療法士（OT）と並んでリハビリ 3 職種などと呼ばれることもある．

(1)「話しことば」とその障害への対応

「話しことば」は，発声発語や発話とも表現され，厳密には，喉頭で生成される声

キーワード

【職能団体】
専門職に従事する人たちが組織する団体が職能団体で，専門性の維持向上，社会貢献や社会への提言，研究，会員の交流などを主な活動とする．医療の分野では，日本医師会，日本歯科医師会，日本看護協会などが職能団体にあたる．

【日本言語聴覚士協会】
国家資格を有する言語聴覚士の職能団体として 2000 年に発足した．日本言語聴覚士協会は全国組織で，地方組織としては各都道府県に言語聴覚士会が存在する．

つながる知識

【理学療法士及び作業療法士法】
理学療法士と作業療法士に関する法律はすでに 1965 年に制定されている．言語聴覚士に先んじること 30 年以上で，2 つの職業が「理学療法士及び作業療法士法」という 1 つの法律によって定められているのも大きな特徴である．

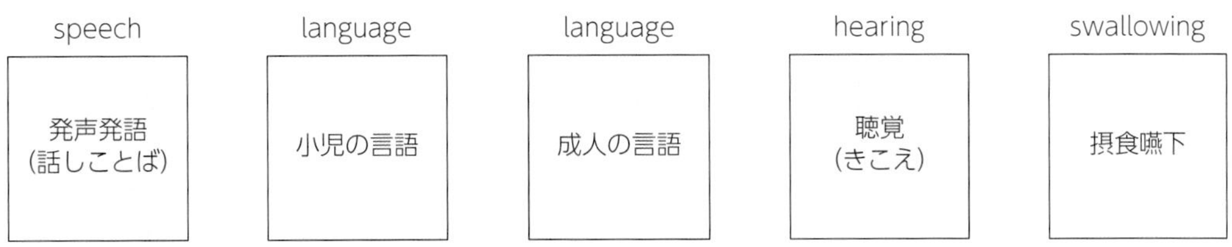

図1-1　言語聴覚士が関わる領域

(voice) と，産生された声が喉頭から続く器官で修飾されることで生まれることば／発話／発語 (speech) から成り立つ．発話はさらに発音／構音 (articulation) や共鳴 (resonance)，抑揚やリズムなどを指すプロソディ (prosody) に分けることができる．「話しことば」の障害には，音声障害，発話障害／構音障害，流暢性障害が含まれる．

音声障害領域では，言語聴覚士は歌手，アナウンサー，教師，保育士など，声を職業的に多用する人をはじめ，声の異常や悩みに対して専門的なサービスを提供する．「ろれつが回らない」「発音がおかしい」といった症状は，構音障害あるいは発話障害と呼ばれ，発話器官に小児期から生じる先天性の障害（口蓋裂など）がある場合や，成人してからの疾患や手術による後天的な障害（脳血管障害や口腔がんなど）が生じている場合が含まれる．流暢に話すことに困難さをもつ吃音は流暢性障害とも呼ばれ，言語聴覚士が携わる領域として長い歴史をもつ．クラタリング（早口言語症）も流暢性障害の一つに分類され，言語聴覚士が関わる対象となっている．

キーワード

【クラタリング】
速度の速い早口な発話や，発話速度が不規則な発話は，クラタリングや早口言語症と呼ばれる．単独で発症することは稀で，吃音との合併が多い．

(2)「言語」とその障害への対応

「言語」は，大脳で操作されるメッセージ（意味内容）のコード化（言語記号への変換）や単語の抽出，文の組み立てなどを指し，言語の理解と言語の表出の２つの側面がある．さらに，言語は音声言語と文字言語とに分けることができ，「話す，聴く，読む，書く」の回路（モダリティ）を介してメッセージのやりとりが実行される．このような言語の働きの障害は，ことばの獲得に関わる小児の言語発達障害領域と，獲得した言語機能が後天的に損なわれる成人の言語障害領域に大別される．

①小児の「言語」とその障害への対応

小児のことばの発達や獲得には，神経系，感覚機能，運動機能，認知機能の発達のほか，情緒や社会性の発達が基盤となっており，そのいずれかに問題があると言語発達に支障が生じる．言語発達障害とは，言語発達の全般，あるいは言語理解，言語表出，言語の対人的使用が同年齢の子どもに比べて遅れているか逸脱している状態を指す．言語情報の入力が遮断される聴覚障害は，言語発達障害の大きな原因であるが，本項では聴覚障害として後述する．言語聴覚士は，ダウン症候群などの知的能力障害に伴う言語発達の遅れ，自閉症スペクトラム障害などの対人関係の問題のほか，注意欠如・多動性障害に伴うコミュニケーションの問題，脳性麻痺に代表される脳損傷に伴う言語発達の遅れなどに対して，訓練・指導・支援をする．厳密な意味での言語機能の獲得だけでなく，ことばや人への関心を高め，広くコミュニケーションを支えていくのが言語聴覚士の役割である．

②成人の「言語」とその障害への対応

一度獲得した言語機能が後天的に損なわれる成人の言語障害は，脳血管障害のほか，事故による脳の外傷，脳細胞が失われる神経変性疾患などが原因で生じる．高次の脳機能である言語，注意，記憶，認知などが障害されて起こる失語症，記憶障害，注意障害などは総じて高次脳機能障害と称される．中でも，「話す，聴く，読む，書く」のすべてが障害される失語症は，言語聴覚士の関わりが深く，言語聴覚療法の歴史も長い．失語症以外の高次脳機能障害には，失行・失認，視空間の障害や認知症も含まれ，言語聴覚士は行動の異常も含めた多彩なコミュニケーションの問題への対応が求められる．また，対象者の年齢や社会的立場によって，職場復帰が言語聴覚療法の目標に掲げられることもある．対象者一人ひとりの症状や障害のタイプ，発生メカニズムを探り，それぞれの事情に適したプログラムを組み立て，リハビリテーションを行うことができるのが言語聴覚士である．

(3) 「きこえ」とその障害への対応

音を聴くことは音声を用いたコミュニケーションの基本であり，「きこえ」の障害(難聴)は言語の発達や習得に直結する．聴覚障害領域における言語聴覚士の役割は多岐にわたり，対象は新生児から高齢者まで幅広い．

小児の場合は，先天性の難聴の発見が急務であり，新生児聴覚スクリーニング検査をはじめ，様々な聴覚の検査を実施するほか，難聴が特定された場合は，補聴器の調節や装用指導，人工内耳術適応例の聴覚管理，補聴援助システムの検討，言語指導や訓練，家族への指導支援などが言語聴覚士の重要な役目となる．難聴が発見された年齢，難聴の程度，言語発達／獲得の段階よって対象児が必要とする支援も大きく異なるため，一人ひとりの実情に合わせた対応が不可欠となる．

一方，成人に生じる後天性の聴覚障害には，突然の失聴や加齢による聴力低下が含まれる．言語の獲得が完了してからの問題となるため，言語発達の心配は無用であるものの，心理面のサポートを含め，対象者の社会生活を支えることが言語聴覚士の役割となる．さらに近年は，「音は聴こえる（難聴はない）けれども，ことばが聴き取れない」との訴えに言語聴覚士が関わることも増えている．

(4) 「摂食嚥下」とその障害への対応

「食べること・飲み込むこと」（摂食嚥下）は生命の根源であり，その際，摂取物はわれわれの口腔や咽頭を通過して食道へ入る．つまり，摂食嚥下時に発声発語器官は摂食嚥下器官として切り換わり，異なる目的を遂行する．そのため，発声発語器官に精通している言語聴覚士は，誰よりも摂食嚥下器官に詳しい専門職として，その力量を発揮できる．言語聴覚士法にも，法律として嚥下訓練が業務であることが明確に示されているため，摂食嚥下障害領域で言語聴覚士の貢献を期待する医療機関は多い．特に，摂食嚥下障害の合併症の一つである誤嚥性肺炎は，高齢者の死因の上位に位置することから[2]，高齢者が多い医療機関や福祉・介護施設では，言語聴覚士の業務の比重が摂食嚥下障害に置かれやすい．しかし，摂食嚥下障害は決して高齢者だけの問題ではなく，多様な原因ですべての年齢層に，そしてあらゆる場面で起こり得る．乳幼児の哺乳，医療ケア児・重症心身障害児の摂食や嚥下，さらには医療現場だけでなく，学校給食における対応などにも言語聴覚士の専門知識と技能が求められる．医療，福祉，介護，教育，在宅など，様々な場面で食の安全

つながる知識

【誤嚥性肺炎と嚥下性肺炎】

「誤嚥性肺炎」は，誤嚥が原因で生じる肺炎として一般的に知られているが，もともと医学用語ではなかった．そのため，嚥下や嚥下障害に伴う肺炎は「嚥下性肺炎」と称すべきと考える専門家は少なくない．

と安心を提供するのが言語聴覚士である．

2 言語聴覚士の活躍の場

わが国では2023年3月現在，言語聴覚士国家試験合格者（有資格者）の累計は約40,000人である[1]．人口10万人当たりの言語聴覚士数は確実に増えて，約17人に到達している（**図1-2**）．しかしながら，米国では有資格者（職能団体の認定取得者）数が約20万人，人口10万人当たりの数が約60人であることと比較すると[3]，隔たりは大きい．

> **つながる知識**
> **【理学療法士と作業療法士の数】**
> 2023年5月現在，日本理学療法士協会ホームページでは，理学療法士の有資格者は約213,700人，協会会員は約136,000人，日本作業療法士協会ホームページでは，作業療法士の有資格者数は約108,800人，協会会員は約60,600人と報告されている．

日本言語聴覚士協会が発表している言語聴覚士の職場を**表1-2**に示す．有職者の勤務先の約6割は医療機関に属し，介護や福祉の場，あるいはそれらの複合施設が続く．介護領域での勤務先には，介護老人保健施設や特別養護老人ホームなどが含まれる．他には小児を対象とする福祉施設，学校，言語聴覚士養成校，研究・教育機関があり，言語聴覚士の活躍の場は，医療，介護，福祉，教育と多岐にわたっている．さらには，企業への就職や開業という活躍の場の選択肢もある．最新の数値については，日本言語聴覚士協会のホームページ[1]を参照のこと．

(1) 医療の場での活躍

医療機関には，大学病院，総合病院，専門病院，リハビリテーションセンター，地域病院，診療所・クリニックなどが含まれる．

医療の場は，高度な治療や迅速な治療を施す急性期，リハビリテーションを行って家庭や社会への回復を目指す回復期，長期的な治療を必要とする維持期（生活期）に段階分けされている．2000年に介護保険制度が開始され，社会保険診療報酬が改定されたことにより，リハビリテーションも急性期・回復期・維持期（生活期）の病期別に整理されている．医療の場で働く言語聴覚士は，急性期病院や回復期病院，あるいは病院内の急性期病棟や回復期病棟に勤務し，それぞれの病期に合った対応をするほか，病院から患者宅へ出向く訪問診療も担当する．

病院で働く言語聴覚士は，リハビリテーション科に所属する場合が多い．複数の診療科を掲げる医療機関では，脳血管障害や神経筋疾患，頭頸部腫瘍患者などを中心に，施設内の診療科からリハビリテーション目的に紹介される入院患者や外来患者を担当することになる．リハビリテーション科では対象が成人に限定されることが多いが，他の診療科から小児患者が紹介される施設もある．その一方で，耳鼻咽喉科，小児科，形成外科，歯科・口腔外科などに所属し，特定の疾患や障害領域を担当する言語聴覚士も少なくない．聴覚障害，言語発達障害，音声障害，頭頸部腫瘍，口蓋裂はその代表例である．新生児から高齢者まで幅広い年齢層の患者に接し，活躍するのが医療の現場の言語聴覚士である．

(2) 介護・福祉の場での活躍（成人対象）

介護・福祉機関に属する言語聴覚士の活躍の場は，介護保険法，老人福祉法，身体障害者福祉法などによって定められた施設や事業／サービスである．高齢者の介護の場としては，介護老人保健施設（老健），デイケアセンター，訪問看護事業所，訪問リハビリテーション事業所，地域包括支援センター，老人デイサービスセンター，特別養護老人ホーム（特養，介護老人福祉施設）などが挙げられる．

老健は，在宅復帰を目指したリハビリテーションを積極的に行う介護保険施設と

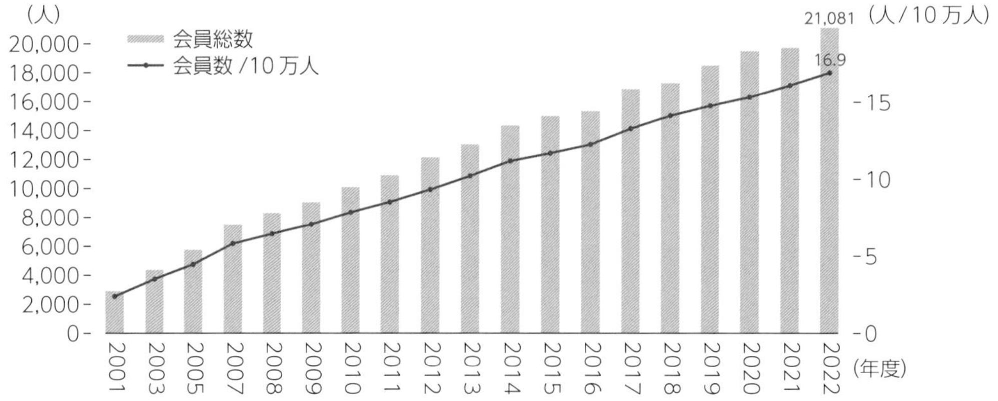

図1-2　日本言語聴覚士協会の会員総数と人口10万人の会員数の推移[1]（日本言語聴覚士協会より改変）

して言語聴覚士の配置が望まれている．しかし，言語聴覚士の絶対数の不足から，高い需要に応えられない状況が続いている．

高齢者の介護の場以外では，若年者を含めた障害者の就労支援などを行う障害者福祉の事業にも言語聴覚士は関わっている．ただし，障害者福祉施設に所属する言語聴覚士の数は限られており，将来的に拡充が望まれる．

表1-2　日本言語聴覚士協会会員の勤務先[1]（日本言語聴覚士協会より改変）

医療	60.27%
医療／介護	17.87%
介護	6.49%
福祉	4.73%
医療／福祉	2.22%
養成校	2.04%
医療／介護／福祉	1.33%
その他の法人	0.82%
研究・教育機関	0.80%
医療／研究・教育機関	0.69%
学校教育	0.54%
その他	2.20%

／は施設種類の複合を示す．
有職者17,706人を対象とした勤務先施設種類別の割合（2023年3月現在）

(3) 福祉・保健の場での活躍（小児対象）

小児を対象とする言語聴覚士の活躍の場は，児童福祉法とのつながりが強い．わが国では，児童福祉法によって「全て児童は，児童の権利に関する条約の精神にのっとり，適切に養育されること，その生活を保障されること，愛され，保護されること，その心身の健やかな成長及び発達並びにその自立が図られることその他の福祉を等しく保障される権利を有する」と定められている．言語聴覚士は，通所型の児童発達支援センター，放課後等デイサービス，居宅訪問型の児童発達支援，保育所等訪問支援，入所型の障害児支援施設などで専門性を発揮している．

児童発達支援センターは，未就学の子どもを対象に療育を行う施設で，医療の提供の有無によって医療型と福祉型に分かれている．言語聴覚士が療育の中で果たす役割は極めて大きいが，とりわけ難聴児を対象とする児童発達支援センターでは，言語聴覚士の存在は欠かせない．放課後等デイサービスは，就学後に継続される支援である．学校に在籍中の児童が対象であるため，学校との連携・協働がとりわけ重要視される職場である．訪問型や入所型の支援に携わる言語聴覚士は多くはないが，言語発達，コミュニケーション，摂食嚥下の専門家の需要は高まることが想定される．

その他，言語聴覚士は保健事業でも活躍が期待されている．障害や病気の早期発見を図る乳幼児の健診事業においては，他の専門職と連携し，きこえやことばの専門家として助言や提案を行うことができる．保健事業に携わる言語聴覚士はまだ数少ないが，悩みや不安を抱える親をサポートし，子どもの健やかな成長に寄与する場である．

> **つながる知識**
> **【乳幼児健診】**
> 1歳6か月児健診と3歳児健診が法律で定められている．1歳よりも前の健診は義務付けられてはいないが，その重要性から多くの自治体が公費負担で実施している．5歳児健診を行っている自治体もある．

(4) 教育の場での活躍

言語聴覚士は，学校教育にも活躍の場を見出すことができる．具体的には，通級者指導教室，特別支援学校（聴覚障害・知的障害・肢体不自由）が挙げられる．言語聴覚士は学校と連携し，外部専門家として巡回相談や保育所の訪問支援などを行う．その他，専門職の自立活動教諭として特別支援学校に配置されるという道もある．

(5) その他の場での活躍

上記以外に，言語聴覚士には研究施設，言語聴覚士養成課程（大学，短大，専修学校），一般の大学や専修学校で活躍する選択肢がある．また，医療・医療機器，介護・介護用品，食品関連の企業でも，言語聴覚士の知識や技能を活かすことができる．さらに，言語聴覚士には開業という道もつけられている．言語聴覚士が行う業務のうち，前述の診療補助行為（**表 1-1**）以外は，医師・歯科医師の指示を必要としない．つまり，言語訓練や発話訓練であれば，その道の専門家としてサービスを施すことが可能で，地域社会に密着した形で専門の知識と技能を活かせる道といえる．しかし，課題がないわけではない．保険診療が行えないことから，費用はすべて対象者／利用者の自己負担となる点に注意が必要である．また，名称独占資格である言語聴覚士が開業して施せる行為は，言語聴覚士以外の無資格者が実施しても違法にはならないため，十分な信頼を得るべく，自らの専門性を高める努力が欠かせない．

2. 言語聴覚士の歴史と養成教育

1 言語聴覚士の歴史

言語聴覚士に関わりの深い歴史的な出来事を**表 1-3** に示す[4]．わが国で言語聴覚士が専門職として認識されるのは 1960 年以降であるが，実際には，1870 年代に聴覚障害児教育，1900 年代に吃音を主な対象とする言語治療の施設がすでに開設されていた．教育者や医師を中心に行われていた言語聴覚障害児者への支援は，やがてその専門性が求められるようになり，1964 年に国立聴力言語障害センターにおいてわが国初の聴覚言語担当者が任命されるに至った．そして 7 年後の 1971 年に，同センター附属聴能言語専門職員養成所にて専門職としての養成が始まった．ただし，この養成は国家資格ではなかったため，専門職としての名称は定められておらず，しばらくの間，聴能言語専門職員には言語治療士，スピーチ・セラピスト，言語訓練士，言語療法士など，様々な呼び名が用いられた．1997 年の「言語聴覚士法」制定により，国家資格としての「言語聴覚士」が日本に誕生することとなった．

表1-3　言語聴覚士の歴史

西暦	海外	西暦　（年号）	日本
		1878　（明治11）	京都盲唖院開設（障害児教育の始まり）
		1903　（明治36）	言語治療施設「楽石社」開設（東京小石川）
1924	国際音声言語医学会（IALP）設立		
1925	米国言語聴覚士協会（ASHA）設立		
		1926　（昭和1）	吃音学級開設（東京深川　八名川尋常小学校）
		1934　（昭和9）	難聴学級開設（東京小石川　礫川尋常小学校）
		1951　（昭和26）	難聴研究会発足
			後の改名　1956　日本オージオロギー学会
			1988　日本聴覚医学会
		1953　（昭和28）	「国語科治療教室」開設（市川市　真間小学校）
			「ことばの教室」開設（仙台市　通町小学校）
		1956　（昭和31）	日本音声言語医学会設立
		1958　（昭和33）	国立ろうあ者厚生指導所
			後に　1964　国立聴力言語障害センター
			（日本で最初の聴覚言語担当者　船山美奈子）
			1979　国立身体障害者リハビリテーションセンター
			2008　国立障害者リハビリテーションセンター
1960	世界保健機関（WHO）調査団　日本視察	1960　（昭和35）	WHO　日本政府に勧告
			（言語聴覚障害者サービスと専門担当者育成の必要性）
		1963　（昭和38）	日本リハビリテーション医学会設立
1964	ASHA　臨床認定に修士号取得を義務化	1964　（昭和39）	鹿教湯温泉療養所にて失語症言語治療開始
		1971　（昭和46）	日本聴力言語障害センター附属聴能言語専門職員養成所開設
			（言語聴覚士の養成開始）
		1975　（昭和50）	日本聴能言語士協会設立（会長　笹沼澄子）
1980	WHO　ICIDH発表		
		1982　（昭和57）	日本神経心理学会設立
		1983　（昭和58）	日本失語症学会設立
			後の改名　2003　日本高次脳機能障害学会
		1984　（昭和59）	専修学校にて言語聴覚士養成開始（福井医療技術専門学校）
		1985　（昭和60）	日本言語療法士協会設立（会長　鈴木重忠）
1988	欧州の言語聴覚士団体（CPLOL）設立		
	後の改名　2021　ESLA	1991　（平成3）	4年制大学にて言語聴覚士養成開始（川崎医療福祉大学）
		1997　（平成9）	言語聴覚士法制定，介護保険法制定
		1999　（平成11）	第1回言語聴覚士国家試験（約4,000名の有資格者誕生）
		2000　（平成12）	日本言語聴覚士協会設立（会長　藤田郁代）
2001	WHO　ICF発表		
		2004　（平成16）	日本言語聴覚学会設立
		2008　（平成20）	認定言語聴覚士制度発足

IALP：International Association of Communication Sciences and Disorders
ASHA：American Speech-Language-Hearing Association
CPLOL：Comité Permanent de Liaison des Orthophonistes/Logopèdes de l'únión Europénne
ESLA：European Speech and Language Therapy Association

2 言語聴覚士の養成教育

(1) 求められる資質と能力

日本言語聴覚士協会が作成した『言語聴覚士養成教育ガイドライン』[5] には，言語聴覚士に求められる基本的な資質と能力が示されている（**表 1-4**）．この資質は，養成校および臨床実習施設を対象に，2012 年に実施された養成教育実態調査[6] に基づいてまとめられたものである．言語聴覚士はまず，対象児者にとって最善の言語聴覚療法を施す臨床家あるが，科学的視点を臨床に活かす研究者，後進を指導する教育者としての役割も担う．さらに社会に貢献する人材であることが求められる．言語聴覚士養成教育はこれらを備えた人材の育成を目指すものである．

(2) 養成形態

1971 年に始まった日本での言語聴覚士の養成教育は，大学卒業者を対象とした 1 年課程であった．1997 年の国家資格化に伴い，その後の養成は言語聴覚士法および言語聴覚士学校養成所指定規則に基づき，文部科学大臣の指定した学校と都道府県知事が指定した言語聴覚士養成所（両者を併せて指定学校養成所，指定校などと呼ばれる）で行われるようになった．指定校以外に，厚生労働大臣が指定する科目を履修することで言語聴覚士国家試験の受験が認められる養成課程（科目承認校）もあり，現在は，高校卒業者や大学卒業者を対象とした，多様な養成形態が存在している（**表 1-5**）．2022 年に日本言語聴覚士協会が実施した養成教育関連の調査[7] では，対象となった養成課程数は 80 課程であった．

つながる知識

【言語病理学と専門性】
米国では 1964 年に言語聴覚障害を担当する専門家の教育が学士から修士レベルに引き上げられ，学問領域は speech pathology（言語病理学）と呼ばれるようになった．その後 language が追加され，speech-language pathology と称されている．言語聴覚障害を科学的に究明する言語病理学は，優秀な日本人留学生（笹沼澄子，竹田契一，長沢泰子，佃一郎，飯高京子ら）によって日本に導入され，わが国における学問と専門性の発展に多大な影響を及ぼした．

キーワード

【ASHA】
米国の言語聴覚士協会にあたる American Speech-Language-Hearing Association (ASHA) は，speech や language，swallowing 領域の臨床家である speech-language pathologist と，hearing 領域の臨床家である audiologist，speech，language，hearing 領域の scientist（科学者／研究者）から構成される職能団体であり，学術組織である．臨床家として正規会員にならなくても，International Affiliate と呼ばれる身分で日本からの入会も可能である．

表 1-4　言語聴覚士に求められる基本的な資質と能力[5]（日本言語聴覚士協会言語聴覚士養成教育モデル・コア・カリキュラム諮問委員会，2018 を基に作成）

豊かな人間性と対象者中心の思考	障害の有無，年齢や性別の差異，文化や国籍の違いなどにかかわらず，すべての人々に公平に接し，生じた問題を深く理解し，思いやりをもって「対象者中心の言語聴覚療法」を実践する
倫理的な態度	保健・医療・福祉・教育に携わる専門職の倫理および言語聴覚士の倫理を遵守する．言語聴覚士の職業倫理は，日本言語聴覚士協会が定めている
確かな知識・技能と根拠に基づく臨床	進歩し続ける言語聴覚障害学分野および近接分野の知識・技術を身につけ，現時点で最善の言語聴覚療法を提供する．また「根拠に基づく臨床（evidence-based practice：EBP)」を対象者の意向や臨床状況に配慮しつつ実践する
コミュニケーション力	心理的・社会的背景に配慮して，対象者およびその家族と良好な人間関係を築く
連携力	他職種と連携して「対象者中心の臨床」を実践する
リサーチ・マインド（科学的探究心）	科学的探究心をもって臨床に臨み，自分の臨床を客観的に検証するとともに，学術・研究活動に関与する
安全管理	対象者および臨床関係者にとって，安全で不安のない臨床環境を提供する
社会的役割	言語聴覚士として社会的役割を担い，専門領域の課題を共有し解決するよう努める
後進の指導	後進を指導する態度・知識・技能を身につけ，臨床実習や臨床現場において学修の段階性に基づく指導に努める
生涯にわたって学び続ける姿勢	生涯を通して学び続け，知識・技術の更新に努める

表 1-5　日本の言語聴覚士養成形態（2023年1月現在）

分類	養成機関	入学資格	修業年限
指定学校養成所	大学	高校卒業	4年
	専修学校	高校卒業	4年 3年
		大学卒業	2年
	大学専攻科	大学卒業	2年
	短期大学専攻科	大学卒業等	1年
科目承認校	大学	高校卒業	4年
	大学院	大学卒業等	2年

大学卒業等：大学卒業以外に，医療系養成校卒業であるなど，独自の入学資格によって入学を認める課程を含む

表 1-6　国家試験の試験科目

言語聴覚士施行規則　第十条	
一	基礎医学
二	臨床医学
三	臨床歯科医学
四	音声・言語・聴覚医学
五	心理学
六	音声・言語学
七	社会福祉・教育
八	言語聴覚障害学総論
九	失語・高次脳機能障害学
十	言語発達障害学
十一	発声発語・嚥下障害学
十二	聴覚障害学

(3) 学問領域

言語聴覚士の学問領域は，言語聴覚障害学（speech-language pathology と audiology）である．言語聴覚障害学を修めるには障害について学ぶだけでなく，その基盤となる健常なコミュニケーションや，摂食嚥下の仕組み，関連分野の知識と理解が不可欠である．養成教育のカリキュラムは，一般教養（人文科学，社会科学，外国語など）を除くと，専門基礎分野と専門分野から構成される．専門基礎分野は，言語聴覚障害学や言語聴覚臨床を学修する際の基礎となるもの，専門分野は言語・コミュニケーションの特性とその障害，言語聴覚療法について深く学ぶものである．言語聴覚士法施行規則では，国家試験の科目が**表 1-6** のように定められており，基礎医学（一）～社会保障制度を含む社会福祉・教育（七）は専門基礎科目，言語聴覚障害学総論（八）～聴覚障害学（十二）は専門科目となっている．

日本言語聴覚士協会より提唱された「言語聴覚士養成教育モデル・コア・カリキュラム」[5] では，専門基礎分野に相当する概念として「言語聴覚障害の基礎」を掲げ，専門分野に相当するものとして，「言語聴覚臨床の基本」「言語聴覚障害の理解」「言語聴覚療法の展開」「臨床実習」を設定している（**表 1-7**）．言語聴覚士養成教育モデル・コア・カリキュラムでは，「敢えて科目名を示していない」と記されており，到達目標に添って，言語聴覚障害の基礎を包括的に学んだ後に，領域別の学修を深める構造になっている．

(4) 諸外国との違い

言語聴覚士の養成教育は，国や地域によって大きな違いがある（**表 1-8**）．特に，聴覚領域の取り扱いや専門性については，聴覚を専門とするオージオロジスト（audiologist）とそれ以外のコミュニケーションや摂食嚥下を専門とする speech-language pathologist（SLP），speech-language therapist（SLT）に区別する国は少なくない．日本では職名としての明確な区分はないが，実際の臨床の場では専門領域に分かれて仕事をしている国がほとんどである．

修養年限についても，国や地域による違いは大きい．欧州では，2021 年の ESLA

キーワード

【言語聴覚障害学】
学問領域としての「言語聴覚障害学」がもつ意味は広く，言語と聴覚以外に発話や摂食嚥下の健常な状態とその障害の学びを含む．
言語聴覚士にそれら全ての学修が求められるわが国では，「言語聴覚障害学」は実情に合致したわかりやすい用語である．しかし，北米では養成教育の段階から言語／発話／摂食嚥下領域と聴覚領域が明確に区分されているため，英語では「言語聴覚障害学」に相当する単純な総称は存在しない．

キーワード

【SLP と SLT】
言語聴覚士の英語表現は多彩である．SLP は修士号の取得が義務付けられた米国の養成教育の中で用いられるようになった．SLT は ST と称されることもある．職業名として therapist と pathologist を区別する厳格な定義はないが，養成課程の教育年限や取得学位に応じた使い分けが慣例的になされているようである．日本言語聴覚士協会が用いている speech-language-hearing therapist を略すと SLHT になるが，日本では「ST」が言語聴覚士の通称として広く浸透している．

表 1-7　言語聴覚士養成教育における学問領域の構成[5]（日本言語聴覚士協会言語聴覚士養成教育モデル・コア・カリキュラム諮問委員会，2018）

施行規則	言語聴覚士養成教員モデル・コア・カリキュラムの構成		
専門基礎科目に相当	言語聴覚障害の基礎	言語とコミュニケーション	コミュニケーションの理論と技能 言語の構造と機能 音声の産出と知覚 言語の発達 言語の認知過程
		人体のしくみ・疾病と治療	共通 疾病と治療
		心の働き	認知と学習 生涯発達 臨床心理 心理測定
		生活と社会	社会保障 リハビリテーション 学校教育
専門科目に相当	言語聴覚臨床の基本	言語・コミュニケーションとその障害の特性，言語聴覚障害の種類，言語聴覚士の専門性と倫理，言語聴覚臨床の理念と原則など	
	言語聴覚障害の理解	言語・認知系	失語・高次脳機能障害領域 言語発達障害領域
		発声発語・摂食嚥下系	発話障害領域（小児系・成人系） 流暢性障害領域 音声障害領域 摂食嚥下障害領域
		聴覚系	聴覚障害領域
	言語聴覚療法の展開	言語・認知系	失語・高次脳機能障害領域 言語発達障害領域
		発声発語・摂食嚥下系	発話障害領域（小児系・成人系） 流暢性障害領域 音声障害領域 摂食嚥下障害領域
		聴覚系	聴覚障害領域
		共通	言語聴覚療法の評価診断 地域言語聴覚療法 言語聴覚療法マネジメント 言語聴覚研究法
	臨床実習	見学，評価，総合	

調査[8]によると養成課程の年限は3〜5年で，154課程のうち139課程は大学教育となっている．また，臨床家として働くのに修士号の取得を義務付けている国も同じ調査の中で7か国存在している．北米では修士号の取得が最低条件となっているほか，オージオロジストには博士号の取得が求められている．オーストラリアもオージオロジストを目指す場合には，修士号取得が義務付けられている．

(5) 卒後教育

言語聴覚士の教育は，国家資格取得を目指す養成校での教育（卒前教育／養成教育）で完結するものではない．免許を取得してからの卒後教育（生涯教育）も言語聴覚士教育の一部であり，極めて重要である（**図 1-3**）．『言語聴覚士養成教育ガイ

表1-8　諸外国に見られる言語聴覚士の養成教育

国	専門職としての名称	資格取得に必要な教育レベルや学位
日本	言語聴覚士 speech-language-hearing therapist	高卒3年，大卒2年など
米国	audiologist	博士
	speech-language pathologist	修士
カナダ	audiologist	修士
	speech-language pathologist	修士
オーストラリア	audiologist	修士
	speech-language pathologist	学士または修士
中国	speech therapist	大学など
香港	speech therapist	学士または修士
台湾	speech-language pathologist	大学
韓国	speech-language pathologist	大学
シンガポール	speech and language therapist	大学
欧州	speech and language therapist	3～5年 修士を必須とする国もあり

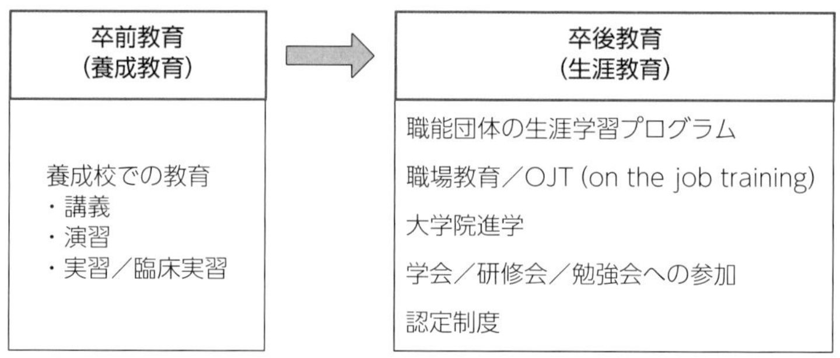

図1-3　言語聴覚士教育の構成

ドライン』[5] には，「言語聴覚士が言語聴覚障害のある人の期待および社会の要請に専門職として応えるには，生涯にわたって専門的知識・技能を磨き続けることが必要である」と記されている．卒前教育は，専門職として働くための必要最低限の知識・技能・態度を身につける段階であり，ここに言語聴覚士養成教育モデル・コア・カリキュラムも反映される．そして，発展的な知識・技術については卒後教育の中で修得をしていく．卒後教育の場は，職能団体が提供する生涯学習プログラム，就職先での新人教育や研修制度，学会や各種組織が開催する学術大会・研修会・勉強会，大学院進学などがある．いずれも能動的に学ぶ姿勢が肝心である．また，近年は専門領域の認定士制度を設ける学会や職能団体が増えている．適切な知識や経験を有する人材による臨床を保証する取り組みは，言語聴覚療法も例外ではない．質の高い言語聴覚療法を目指して一人ひとりが自己研鑽に努めることは，わが国の医療・福祉・教育の質の維持向上に資することに他ならない．

文献

1）一般社団法人日本言語聴覚士協会：https://www.japanslht.or.jp/（閲覧日 2023 年 7 月 2 日）
2）厚生労働省：令和 3 年（2021）人口動態統計（確定数）の概況．https://www.mhlw.go.jp/toukei/saikin/hw/jinkou/suii09/deth7.html（閲覧日：2022 年 10 月 21 日）
3）American Speech-Language-Hearing Association. 2021 Member and affiliate profile. https://www.asha.org（閲覧日：2022 年 10 月 30 日）
4）東京都言語聴覚士会：言語聴覚士のアルバム―原点と未来を見つめて．ヒューマン・プレス，2021.
5）日本言語聴覚士協会言語聴覚士養成教育モデル・コア・カリキュラム諮問委員会：言語聴覚士養成教育ガイドライン．2018.
6）内山千鶴子・他：言語聴覚士養成教育ガイドライン・モデル・コア・カリキュラムの作成について―養成校および臨床実習施設を対象とした養成教育実態調査に基づく―．言語聴覚研究，**12**：130-138, 2015.
7）内山千鶴子：言語聴覚士養成所指定規則の改定について―アンケート結果の報告から―．*STANDUP*，**62**：7-10, 2022.
8）ESLA：Educational and Professional Materials Task Force. 2021 アンケート調査．https://eslaeurope.eu/（閲覧日：2022 年 10 月 30 日）

（倉智雅子）

3. 臨床実践における基本理念

言語聴覚士が行う臨床は，対象者にとって安全かつ適切でなければならない．臨床手順は第 4 章で示されるように，①情報収集，②評価・診断，③介入，④再評価の順に実施される．本章では臨床を実践する際の基本的な共通理念を概説する．

つながる知識

【対象者】
言語聴覚士が対象とする方々の呼称は，患者，対象者，利用者，クラアントなど，職場によって様々である．

1 職業倫理

保健・医療・福祉・教育に携わる職業には，高度な知識と技能とともに高い倫理観をもつプロフェッショナルとしての行動規範を定めた「倫理綱領」があり，これは一般的な社会人としてのマナーや道徳以上に，専門職，いわゆるプロとして守るべきルールのことである．

日本言語聴覚士協会は，2012 年に日本言語聴覚士協会倫理綱領（**表 1-9**）を策定し，その序文には，「言語聴覚士は，自らの責任を自覚し，人類愛の精神のもと，全ての人々に奉仕する」と記され，使命感をもって公共の福祉に貢献することを宣言している[1)]．

(1) 自己研鑽

現代医学の飛躍的進歩は誰でも実感するところであるが，言語療法に関連する学問も技能も日進月歩で進化している．新しい技法や理論が必ずしも全対象者に適用できるとは限らないので，それらの情報を収集して厳選し，最善の言語療法を提供する．そのためには，日々の努力と自律が欠かせず，専門的な知識だけでなく，幅広い教養を身につけて，人格を涵養することもプロフェッショナリズムを高めることにつながる．基本的な臨床実践能力（クリニカル・コンピテンシー）としては，対象者の症状を客観的に観察し，様々な情報を批判的に吟味する思考能力（critical thinking）や，客観的かつ論理的に分析する思考能力（logical thinking）が要求される．また，多様で複雑な言語・コミュニケーション障害に対応できる技能のみならず，あらゆる年齢層の対象者や家族，自職・他職とのコミュニケーション能力も重要である．臨床的コミュニケーション力とは，単に会話を持続させるのではなく，相手の話に傾聴し共感しながらも，客観的な態度で適切な質問・回答・説明を行い，人間関係を発展させることができる技能・態度を指す．

これらの臨床実践能力は一朝一夕に修得できるものではなく，自助努力だけでも培えない．自身の知識や経験則だけに頼ると本質が見えなくなることがあるので，症例検討会，勉強会，学会などを通して情報交換し，知識・技能・態度の向上に努める．対象者への配慮は当然であるが，自己の健康が保てないと自制・自律が難しく，他者の権利も尊厳も守れないため，健康管理にも留意する．

(2) 対象者の尊重，有益性の優先

（リ）ハビリテーションの実践にあたっては，対象者の身体的**安全性と有益性**を優先しなければならいない．言語聴覚士は，乳幼児から高齢者までの幅広い年齢層の生活に関わるが，対象者（家族）の，病気や障害に対する受け止め方，価値観，人生観は多様で，それらは個々の生活歴や環境，経済力，社会状況によっても影響を受けることを理解し受容する．対象者の年齢や出自を問わず個としての人権は尊重されるべきで，言語聴覚士は決して自己の利益を優先することがないよう自制・自律しなければならない．

また，病める人も健やかなる人も共に生きる多様性を尊重した共生社会の実現を目指し，**障害者権利条約**で謳われる「障害者の人権や基本的自由」の理念に基づいて臨床を実践する．つまり，**障害者差別解消法**に示されている通り，障害のある子どもについても，可能な限り障害のない子どもと共に学べるような**インクルージョン教育**（⇒ **106 頁**）ができるよう，対象者のニーズに応じた環境や条件を整えるための**合理的配慮**を行って，子どもの自立と社会参加を支援する．

(3) インフォームド・コンセント

インフォームド・コンセント（informed consent）とは，医療従事者が対象者に対して説明したこと（inform）に対して，対象者が説明を理解し自由意思で同意表明する（consent），という両者の行為過程である．これは，ヒトを対象とする医学研究の倫理的原則を定めた**ヘルシンキ宣言**に端を発するが[2]，研究のみならず，（リ）ハビリテーションにおいても行われ，対象者の意思決定を確認し支援する重要なプ

キーワード

【障害者権利条約】
障害者の人権や基本的自由を擁護する，国連で採択された条約．政治的権利，教育・雇用などにおける合理的配慮，輸送機関や情報通信などの施設利用のバリアフリー化，文化な生活やスポーツへの参加，地域で共生するための自立生活支援，国際協力・報告などが定められている．

【障害者差別解消法】
障害者に対する不当な差別的扱いを禁止するための国内法で，2024 年 4 月施行の改正では，行政機関や事業者に対し，合理的配慮を義務付けている．

つながる知識

【合理的配慮】
障害者から社会生活を送る上で障壁（バリア）となることを除去するよう意思表明がなされた場合は，事業者は過重な負担にならない範囲で，必要かつ合理的な具体的配慮をしなければならない．
たとえば，授業や会議内容の録音・撮影の許可，コミュニケーションボードの使用などが挙げられる．

表 1-9　日本言語聴覚士協会倫理綱領[1]（日本言語聴覚士協会）

1. 言語聴覚士に関する倫理
① 言語聴覚士は，関係する分野の知識と技術の習得に常に努めるとともに，その進歩・発展に尽くす ② 言語聴覚士は，この職業の専門性と責任を自覚し，教養を深め，人格を高めるよう心掛ける ③ 言語聴覚士は，職務を実践するにあたって，営利を目的とせず，何よりも訓練・指導・援助等を受ける人々の有益性を第一に優先する
2. 訓練・指導・援助を受ける人々に関する倫理
④ 言語聴覚士は，訓練・指導・援助を受ける人々の人格を尊重し，真摯な態度で接するとともに，訓練・指導・援助等の内容について，適切に説明し，信頼が得られるよう努める
3. 同職種間・関連職種間の関係性に関する倫理
⑤ 言語聴覚士は，互いに尊敬の念を抱き，関連職種関係者と協力し，自らの責務を果たすとともに，後進の育成に尽くす
4. 言語聴覚士と社会との関係に関する倫理
⑥ 言語聴覚士は，言語聴覚士法に定める職務の実践を通して，社会の発展に尽くすとともに，法規範の遵守及び法秩序の構築に努める

（2012年3月4日制定）

ロセスである．

指導・訓練の前に，対象者や家族の意向や価値観を尊重しながら，（リ）ハビリテーションの実践内容，目的，回復の見通しなどを，わかりやすい表現と方法を用いて説明する．対象者・家族が，それらの説明を十分に理解した上で意思決定したことが確認できたら，インフォームド・コンセントが成立したとみなされる．

ただし，対象者に同意能力がない場合や未成年者の場合は，家族や後見人による代諾が必要となり，これを**インフォームド・アセント**（informed assent）という．対象者が未成年であっても，当該行為に関して理解力・判断力を有する場合は，同意能力を認めることができるが，子どもの権利を尊重し，対象児・者の理解度に応じた手段を用いて，相手がわかるように説明しなければならない．

なお，説明する時も同意を確認する時も，口頭だけでなく文書で行うことにより，相互の誤解を避けられる．また，診療録（臨床記録）には，実施日時，担当者，対象者，家族（同席者），説明内容，対象者の理解状況などを記載し，インフォームド・コンセントに使用した文書なども添付しておく．言語聴覚士の職場は医療に限らず，保健，福祉，教育施設も含むため，本章では言語聴覚療法の診療録を臨床記録と記す．

指導・訓練内容が変わる時もインフォームド・コンセントが必要であり，対象者や家族の意思決定プロセスを丁寧に積み重ねることで信頼関係を構築でき，（リ）ハビリテーションに対する対象者の積極的参加も期待できる．

(4) 守秘義務

言語聴覚士法には**守秘義務の**条項があり，「言語聴覚士は，正当な理由がなく，その業務上知り得た人の秘密を漏らしてはならない．言語聴覚士でなくなった後においても，同様とする」と記され，離職後も個人情報保護の義務を負う．

「**個人情報**」とは，生存する「個人に関する情報」のことで，氏名，住所，性別，生年月日，顔画像などの，個人を特定できるものをいう．診療録，処方箋，手術記録，看護記録，検査所見記録，CT・MRI・エコーなどの診断画像，紹介状，調剤録などを指す．また，言語聴覚療法の臨床記録（指導・訓練プログラム，内容，経過，インシデントの状況・報告，連絡メモなど）も保護義務に含まれる．これらの個人情報を紙媒体で扱っている場合は，他者の目につく場所に放置しないよう気を付ける．また，電子カルテを使用する際は，パスワードや記録媒体の管理を徹底する．

なお，研究前には所属施設あるいは当該施設内に設置された倫理審査委員会の承認を得ることが定められ[3]，研究目的・内容・方法，インフォームド・コンセント，データの保管方法・期間，廃棄方法などを明記する必要がある．研究結果の公表の際は個人情報を匿名加工し，それらの情報を復元して特定の個人を再識別できないよう処理する．廃棄する場合においても個人情報の洩れがないよう，物理的に解読不可能な状態にしなければならない．

SNS（ソーシャル・ネットワーキング・サービス）の活用で個人情報が溢れている昨今，社会全体として，守秘義務の理解が曖昧ではないかと感じる事象がある．恣意的でなくとも対象者の個人情報を漏らすことがあってはならず，情報発信の際は細心の注意を払う．

(5) 臨床記録

医師法では，診療後は遅滞なく**診療録**（カルテ）に記載すること，雇用主（管理者）は安全に保管することが義務付けられており，広義にはすべての医療従事者に適用される．また，診療情報の管理や開示などに関する規定は個人情報保護法に基づいて運用されている．

言語聴覚士が記録・保管すべき内容は，処方箋，（リ）ハビリテーション実施計画書，予定表，言語・コミュニケーションの評価に用いた検査結果，指導・訓練記録，報告書，紹介書などである．

臨床記録の意義は以下の通りである．

①医療保険や指導・訓練の正当な報酬請求の根拠となる．

②記録を残すことで自身の臨床を検証でき，知識や技能の向上につながる．

③研究や後進の指導に活用できる．

④他職種との情報共有およびコミュニケーションの有用な手段となる．

万一，医療事故が起こって訴訟などに発展し，患者や家族から診療記録の**情報開示請求**があった場合は，原則としてこれに応じる．このような事態が生じても，臨床記録をきちんと記録し保存していれば，自分自身や施設を守ることができる．

臨床記録は公文書扱いになるため，第三者に理解できるよう，法的に定められた必要事項を丁寧に，わかりやすく，客観的事実を記載する．また，改ざんの疑義を避けるため，自筆の場合はボールペンを使用し，鉛筆や修正液は使用してはならない．訂正が必要な時は，元の記録が残るよう横線二本で行う．

近年は電子処方箋や電子カルテを使用する施設が多く，データの保管や検索ならびに情報共有が容易という利点がある反面，誤って情報漏洩する可能性もあり，記録管理には十分配慮する．

(6) 根拠に基づく臨床

根拠に基づく医療（evidence-based medicine：EBM）は，1990年代に医学における学際的アプローチとして普及しはじめた概念であるが，現在では根拠に基づく臨床（evidence-based practice：EBP）としてリハビリテーション職にも浸透している．

日本における言語療法については学問的歴史が浅く，評価や訓練・指導などが真に根拠に基づいているか検証が必要である．諸外国での EBP 研究を参考にしながら，日本独自の EBP を開拓し，発展させていくことが今後の課題である．

2 リスク管理

（リ）ハビリテーションは，対象者の身体的安全が確保されていることを前提に行うが，しかし，現実にはヒヤリ・ハット，インシデント，アクシデントなど，様々なリスクに遭遇することがある．人間は誰でもミスを犯すものであることを認識した上で万全の注意を払い，適切にリスクマネジメントする．対象者の症状の複雑化や高齢化，専門家の量的・質的不足に伴いリスクの可能性は高くなる．

言語聴覚士の業務上のリスク例として，**バイタルサイン**（脈拍，呼吸，血圧，体温）の急激な変化，予期せぬ疾患の増悪などの医学的問題の他に，院内感染，移乗動作時の転倒や怪我，摂食嚥下の評価・訓練中の誤嚥，聴覚補償機器や補聴補助機

つながる知識

【リスクの段階】
対象者に有害事象が起こる前の事象をヒヤリ・ハット，不利益を与えない程度の軽いリスクをインシデント，実際に不利益を与えてしまうほどの医療過誤や医療事故をアクシデントとして扱う．

器の破損，車椅子や遊具による怪我などがあると考えられている．リスクは経験歴にかかわらず，誰にでも起こるものだという緊張感をもって臨床し，対策を講じる．

(1) リスクマネジメント

リスク軽減・未然防止対策は組織として管理することが重要である．各職能団体からリスク管理・安全管理のガイドラインが示されており[4]，通常はそれらを参考に，各施設に応じた独自のマニュアルやリスクマネージメントシートを作成し，職員間で共有する．

言語聴覚士は個室で臨床することが多く，他のリハビリテーション職に比べて先輩らの臨床を見学する機会が限られ，臨床経験が浅い者はリスクの予兆さえ見逃すことがある．ヒヤリ・ハットが生じた時点で，臨床記録に残して上司に報告し，関係する職員と情報共有するなどの予防策を講じることにより，インシデントやアクシデントを回避できる．自分のミスが発覚するのを恐れてインシデント報告を怠ると，深刻な事態に発展する可能性もある．リスクが高いと予測される検査や訓練・指導を行う場合は，先輩や看護師などに同席を依頼するか，緊急時に救援が求められる体制を整えておく．臨床経験の長短にかかわらず，日頃から職場内の円滑なコミュニケーションを保つことがリスク軽減・防止につながる．

一方で，リスクを恐れるあまり，対象者にとって有効と考えられる評価や訓練を避けるのは，プロフェッショナルとして適切な行為とはいえない．リスクを最小限にして効果を最大にするためにも，EBP の蓄積やインフォームド・コンセント，同僚や上司との連携が重要となる．

(2) 緊急時の対応

臨床中に対象者の異常症状に気付いた場合やアクシデントが生じた場合の対応は，その内容や緊急度によって異なるが，通常は以下のように対応する．

①すぐに訓練を中止する．
②一人で対応しようとせず，主治医や関係部署に速やかに連絡して助けを求める．
③バイタルを確認して生命安全を確保し，適切な処置を行う．
④医師や看護師が到着したら引き継ぐ．
⑤インシデントやアクシデントの記録を作成し，当該部署に報告する．
⑥対象者や家族に対する説明は，率直に誠意をもって行う．

インシデント報告書は，事故状況と対応内容を時系列で記し，速やかに第三者がわかるよう客観的に作成する．この報告の目的は，関係した職員に責任を負わせるためではなく，関係者間でインシデントやアクシデントの状況を共有し，再発防止の意識を高め維持するために行うことである．また，対象者や家族への対応は，他のスタッフにも同席してもらい，組織的に対応する．

(3) 感染症と感染症防止対策

感染症は，ウイルスや細菌などの病原体が人の体内に侵入して，発熱や下痢，嘔吐などの様々な症状を引き起こす疾患で，その種類は数多くある．

感染経路は，人から感染する場合と，人以外から感染する場合があり，人を介して感染する経路には「接触感染」「飛沫感染」「空気感染」「媒介物感染」がある．しかし，病原体や感染経路が同一だとしても，全員が感染症を発症するわけではなく，病原体に対して抗体をもっている人（自然免疫と獲得免疫）は感染しにくいが，抗体がない人は感染する確率が高くなる．また，健康な人に対しては病原性を発しないが，抵抗力が低下している人に対して病原性を発揮して起こる「**日和見感染**」もあり，感染症にかかる人とかからない人の差は免疫力が要因といわれている．

人類は洋の東西を問わず古代から様々な感染症と向き合い，ワクチン接種も含めて，その都度対応してきた．基本的対策には**標準予防策**があり，言語聴覚士を含めたすべての医療従事者は，すべての人は伝播する病原体を保有している可能性があるとみなして対応し，臨床前後の手指衛生を徹底する．

キーワード

【標準予防策（standard precautions）】
患者と医療従事者双方における病院感染の危険性を減少させる予防策のこと．感染症の有無にかかわらず，すべての患者のケアに際して普遍的に適用される．患者の血液，体液（唾液，胸水，腹水，心囊液，脳脊髄液などのすべての体液），分泌物（汗は除く），排泄物，傷のある皮膚や粘膜を，感染の可能性のある物質とみなし対応する．

しかし，言語聴覚士は職業上，狭い空間で対象者と近い距離で臨床する場面が多い．たとえば，口腔器官を触る，大きな声を持続的に出してもらう，近距離で筆談する，コミュニケーションボードや意思伝達装置を用いるなどは，臨床場面で日常的にみられる光景である．また，乳幼児や難聴者を対象とする臨床においては，マスクをはずして口元を見せ，少し大きめな声で，ゆっくりはっきり近い距離で話すことがコミュニケーションの基本的マナーとも言える．極端な表現をすれば，言語聴覚士の臨床においては，3密（密閉，密集，密接）は大事な要素ともいえるのである．これらは，飛沫感染・空気感染対策には逆行するが，緊急時と平時の言語・コミュニケーション指導時の感染対策は異なることを理解し，社会的状況も鑑み臨機応変に対策を講じる．

3 多職種連携

対象者の多様化なニーズに応えるためには，多職による職種間連携（Inter-professional Work：IPW）によるチーム医療・チームケアが重要であり，リハビリテーション専門職の養成校では関連職連携教育（Inter-professional Education：IPE）が教育カリキュラムに導入されている．また，近年では専門職の役割や組織を超えた協働の仕方（Transprofessional work）もあり，地域包括ケアを円滑に進める上で重要

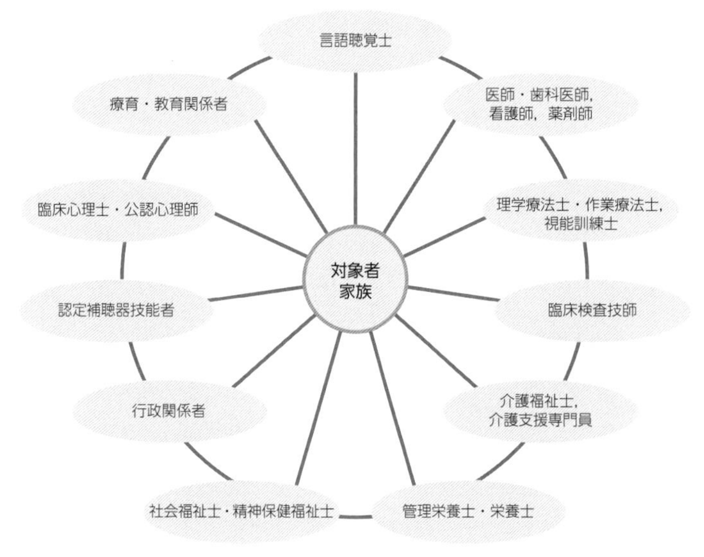

図1-4　連携する職種（例）

である．言語聴覚士が連携する専門家は多岐にわたり（**図 1-4**），対象者の現病歴や重症度，既往歴，他障害の合併，ライフステージなどによって各専門家の役割や重みづけが変わってくるので，対象者にとって適切で有効なチームを適宜編成する．

複数の専門家が適切な関係性を構築し，維持・成熟させるのは容易なことではない．しかし，協働を学ぶことは各専門家が自らの使命感をもってチームに参加することである．また，自職の知識や技能を他職種にわかりやすく説明し，相手と折り合いをつけながら自らがなすべき業務を実行することもプロの責務である．連携・協働することで相乗効果を生み出し，対象者や家族の期待に添うことができるのがIPW の醍醐味といえる．

多職種との連携・協働ポイントは以下の通りである．

- 連携する上での自職の役割を理解する．
- 対象者の症状や課題を他職種にわかるよう，簡潔に明確に発信して情報共有する．
- 他職種を理解し尊重して，幅広い視点から意見交換し，共通の目標を設定する．
- 他職種と日頃から適切なコミュニケーションをとり，人間関係を構築しておく．
- 職種間でコンフリクトが生じた場合は，アサーティブな態度で問題を解決する．
- 自身の失敗を隠さず，他人の失敗を非難しない．

4 地域言語聴覚療法

リハビリテーション行為は，かつて医療施設で提供されるのが当たり前であった．しかし，共生社会（インクルーシブ社会）やノーマライゼーションの理念が社会に浸透し，さらに，自立・介護支援を必要とする人々が，地域の施設や在宅にて必要なサービスを享受できるよう社会保障制度も改革を重ねている．そのような社会情勢の変化に伴って言語聴覚士の職場や働き方も多様化し，医療施設だけでなく，保健，医療，福祉，介護，教育，地域行政の専門家と連携・協働して**訪問リハビリテーション**（在宅リハビリテーション）や**通所リハビリテーション**，**入所リハビリテーション**など，地域リハビリテーションに参画している．

(1) 地域リハビリテーション

日本リハビリテーション病院・施設協会によると，「地域リハビリテーションとは，障害のある子どもや成人・高齢者とその家族が，住み慣れたところで，一生安全に，その人らしくいきいきとした生活ができるよう，保健，医療，福祉，介護および地域住民を含め生活にかかわるあらゆる人々や機関・組織がリハビリテーションの立場から協力しあって行う活動のすべてをいう[5]」と定義されている．

地域包括ケアシステム（⇒ 39 頁）は，当初，高齢者を地域で支えるという考えのもとに始まったが，現在は新生児から高齢者までの全世代に適用され，地域リハビリテーション・地域包括ケアの範囲が拡大している．地域における言語聴覚療法の最終的な目的は，利用児・者の言語・コミュニケーションおよび摂食嚥下機能の維持・向上による社会参加である．しかし，進行性疾患を伴っている人もおり，訓練目標や内容は，当事者のライフステージ，障害の程度・進行度，家族・生活環境，さらに活用可能な医療保険・介護保険などによって異なる．

(2) 災害リハビリテーション

災害には，暴風，地震，津波，洪水などの自然災害と，戦災や火災，事故，環境

つながる知識

【訪問リハビリテーション】
在宅でのリハビリテーションが必要であると主治医が診断した在宅生活児・者に対して，理学療法士，作業療法士，言語聴覚士などの国家資格保持者が，利用者の自宅を直接訪問してリハビリテーションを提供する．

【通所リハビリテーション】
在宅で生活をしながら，就学前の幼児はデイサービス，就学後の小児は放課後デイサービス，成人はデイケアなどの通所施設にて，リハビリテーションスタッフによる専門的なサービスを受けることができる．

【入所リハビリテーション】
在宅では生活の維持が難しいと判断された障害児・者は，短期間あるいは長期間施設に入所し，そこで生活を送りながら，多職によるリハビリテーションを受けることができる．

汚染（例：東日本大震災後の放射性物質の放出）などの人為災害がある．日本は世界的にみても自然災害が多い国で，被害規模が大きくなるほど生命や身体に危険性がおよび，住居や経済面での生活基盤も一瞬のうちに破滅状態に陥ったりするため，救命と減災の支援を要する．

日本災害リハビリテーション支援協会（JRAT）によると「災害リハビリテーションの具体的な目的としては，避難所・仮設住宅などでの災害関連疾患〔深部静脈血栓症（deep vein thrombosis：VT），肺炎，うつ病，生活不活発病など〕，ストレスによる精神疾患の予防・治療，嚥下障害や口腔ケア支援，災害弱者の保護・生活環境整備などが挙げられる[6]」とされている．

組織的な医療支援体制は数多く存在するが，代表的な団体として，医師・看護師などが救急救命活動を行う災害派遣医療チーム（DMAT）や，災害によって生じる，あるいは悪化する心身の健康の減災支援を行う災害リハビリテーションチーム（JRAT）がある．言語聴覚士もリハビリテーションチームの一員として多職種連携し，支援活動を行う．医療専門職として災害支援活動を行うには，個別でボランティア参加するよりも，事前にJRATが主催する災害研修や訓練を受け，実際の支援に必要な知識や災害現場における態度・行動を習得した後に，組織的に活動する方が実質的な支援につながる．これまでの災害時における言語聴覚士の主な活動は，口腔ケア指導や嚥下機能評価・指導であるが，被災者が要望する支援を行うためには，自身の理念や専門性にこだわらず，チームリーダーの指示に従って柔軟な態度で活動する姿勢も大切である．また，災害の復興期には，地域JRATとも協力して，地域に根ざしたリハビリテーションにつなげる．

5 ICFの活用

> **つながる知識**
> **【ICF-CY】**
> ICFの児童版（International Classification of Functioning, Disability and Health for Children and Youth）のことで，特別支援学校教育でも活用されている．

ICF（International Classification of Functioning, Disability and Health：**国際生活機能分類**）とは，2001年にWHO（世界保健機構）によって決議された，人間の生活機能と障害の分類法である．人の健康と健康状況に関する要因を理解し，生活することの概念を整理したもので，障害そのものに焦点を絞らず，人間の**生活機能全般**を重視し，**社会環境因子との関係性**から整理している[7]．日本語版は厚生労働省主導の下に，『ICF国際生活機能分類─国際障害分類改訂版─』として翻訳され，保健・医療・福祉などの分野に深く浸透した概念となっている[8]．

（1）ICFの構成要素

ICFの概念は，健康状態，心身機能・身体構造，活動，参加，環境因子，個人因子の6つの要素から構成され（**図1-5**），全要素の関係性が示されている．図中の双方向性の矢印は，各要素が相互に関連しあうことを示し，人間の生活機能（心身機能・身体構造，活動，参加）は健康状態によって影響を受け，かつ，個々人の背景因子（環境や個人性）などにも影響されることが示されている．これは，ICFが**人間と環境との相互作用モデル**といわれる理由で，病気や障害を抱えた人だけではなく，加齢や妊娠，心身のストレスなども含めて，人間が健康状態であることの思考（概念）の枠組みを提供している．**図1-6**は，ICFの概念を言語聴覚士の観点から具体的に整理した例であるが，対象者の疾患や症状の回復・進行によって変わってくるので，定期的に見直し，修正する必要がある．

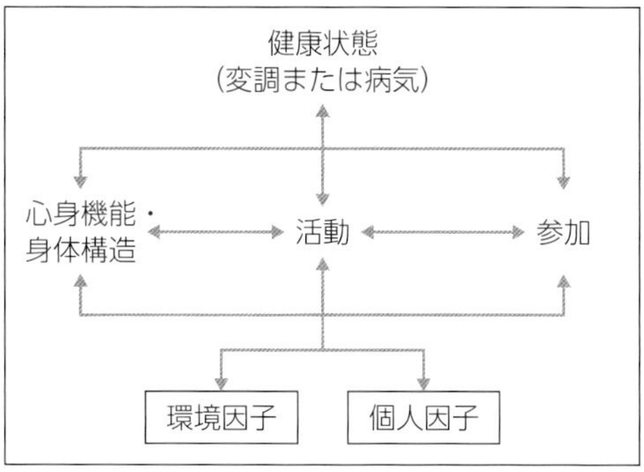

心身機能：身体系の生理的機能，心理的機能
身体構造：人体構造の器官・肢体と構成部分および脳など
機能障害：医学的・生物学的状態に関する一般人口の標準からの偏位や喪失など
活　　動：課題や行為の個人による遂行(身辺行為，家事・仕事など)
活動制限：個人が活動を行う時に生じる難しさ
参　　加：生活・人生場面への関わり（学校や家庭内，仕事の役割）
参加制約：個人が何らかの生活・人生場面に関わる時に経験する難しさ
環境因子：物的環境，建物や福祉用具，人的環境，社会制度的環境
個人因子：性別，人種，年齢，健康状態，体力，ライフスタイル，習慣，生育歴，社会的背景，教育歴，職業，過去および現在の経験など

図1-5　ICFの概念図[8)]（障害者福祉研究会，2002）

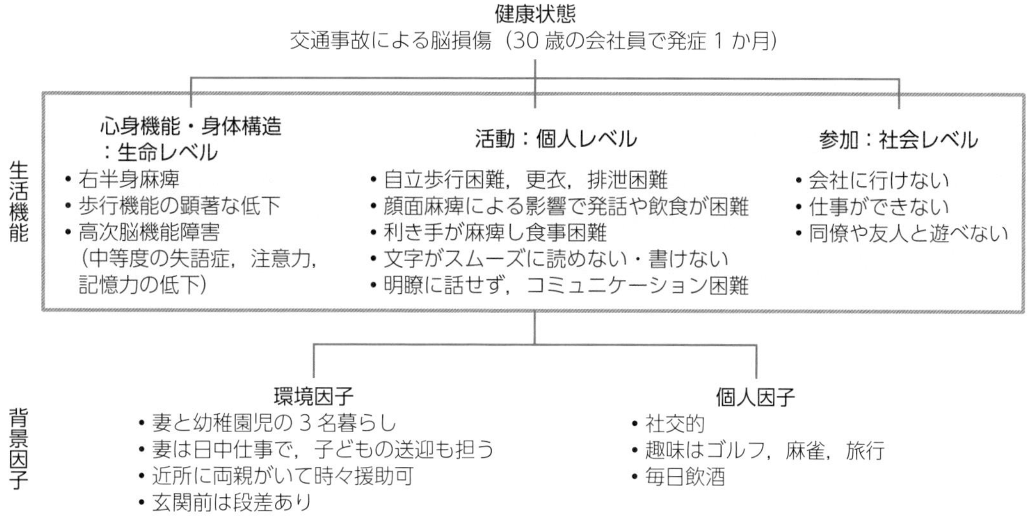

図1-6　ICF概念の活用例

(2) ICFの活用意義

言語聴覚士としてICFを活用することの意義は，以下をはじめとして多数ある．

①多職種間で共通の理解をもつことができ，言語療法の目標設定がより明確になる．

②対象者の能力と実行可能な状況を客観的に区別できる．

③否定的な部分に対してのみアプローチせず，個々の背景因子の活用によって，活動や参加を促進させる肯定的側面に着目できる．

④人間の言語・コミュニケーション活動は生活全体に根差していることが再認識できる．

⑤対象者の転院などの際に情報共有がしやすい．

文献

1）一般社団法人 日本言語聴覚士協会：定款・設立趣意書・倫理綱領．https://www.japanslht.or.jp/about/teikan.html（閲覧日：2022年10月24日）
2）日本医師会：ヘルシンキ宣言　人間を対象とする医学研究の倫理的原則（日本語訳）．https://www.med.or.jp/doctor/international/wma/helsinki.html（閲覧日：2022年10月24日）
3）厚生労働省：人を対象とする生命科学・医学系研究に関する倫理指針ガイダンス．https://www.mhlw.go.jp/content/000769923.pdf（閲覧日：2022年10月24日）
4）公益社団法人　日本リハビリテーション医学会：リハビリテーション医療における安全管理・推薦のためのガイドライン，第2版．診断と治療社，2018.
5）日本リハビリテーション病院・施設協会：地域リハビリテーション定義・推進課題・活動指針，2016年版．https://www.rehakyoh.jp/teigi.html（閲覧日：2023年6月20日）
6）日本災害リハビリテーション支援協会：災害時のリハビリテーション支援活動の目的と意義．災害リハビリテーション標準テキスト　第2版，医歯薬出版，2023，p2.
7）International Classification of Functioning, Disability and Health：ICF. World Health Organization 2001. International Classification of Functioning, Disability and Health（ICF）．https://www.who.int/（閲覧日：2022年10月24日）
8）障害者福祉研究会：「国際生活機能分類―国際障害分類改訂版―」（日本語版），中央法規，2002〔厚生労働省ホームページ掲載について．https://www.mhlw.go.jp/houdou/2002/08/h0805-1.html（閲覧日：2022年10月24日）〕

（城間将江）

確認Check! □□□

- 言語聴覚士が働く場を４種類挙げよう．⇒5～7頁
- 言語聴覚士が国家資格化された年を述べよう．⇒9頁
- 言語聴覚士が扱う可能性のある個人情報を具体的に挙げよう．⇒15頁
- 言語聴覚士が連携することがある職種を５つ以上挙げよう．⇒18頁
- ICFの構成要素を６つ挙げよう．⇒20頁

Column

言語聴覚士の臨床場面

1．病院での言語聴覚士の仕事

病院では，言語聴覚士は脳血管障害による失語症，高次脳機能障害（注意障害，記憶障害，失行，失認など），構音障害，摂食嚥下障害に対して支援することが多い．

急性期病棟では，発症当日からベッドサイドでリハビリテーション介入を開始することが多く，意識障害を伴っている患者も少なくないため，まずは短時間で障害をスクリーニングし，コミュニケーション方法・手段や，食事の検討を行う．症状が変動する時期であり，日々変動する状況を評価し，その結果を医師，看護師，理学療法士，作業療法士，ソーシャルワーカーなどの多職種と情報共有を行い，退院後の生活を見据えた予後の見通しを立てる．そして，回復期へスムーズに移行できるようサポートを行う．

回復期病棟では，機能・能力の改善を目標にリハビリテーションを提供し，退院後の生活や復職に向けて準備を行う．具体的には，コミュニケーションノートの導入など，生活で実用的に使用可能な手段を検討・練習するとともに，食事など日常生活に必要な高次脳機能面の評価・訓練を行う．高次脳機能面は客観的な評価に基づき，そこに患者の個人因子や生活環境も考慮し，生活の支援につながるよう多職種と連携し，情報を共有する．たとえば，注意障害，半側空間無視のある患者の食事では，病棟看護師，理学療法士，作業療法士と協働し，食事時の姿勢や環境，食事の摂取方法などを検討する．さらに，失語症や高次脳機能障害をもつ人の退院後の生活を踏まえ，家族だけではなく，復職を目指す場合には職場にも指導を行う．また，失語症友の会などの患者会の紹介といった社会参加の場の情報を提供する．

いずれの時期において患者の状態に合わせ柔軟に関わり，コミュニケーションや食事をサポートすることが求められる．退院後の生活を想像し，患者と一緒に悩み考え，喜びも分かち合えるやりがいのある仕事だと感じている．

（府中恵仁会病院，浅香明日美）

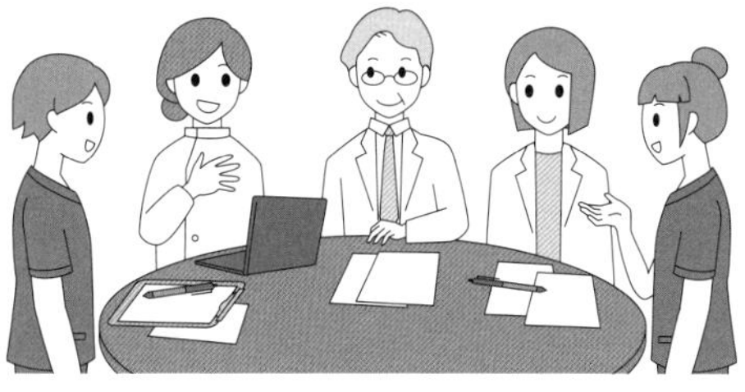

多職種連携（ケースカンファレンス）

2．介護施設での言語聴覚士の仕事

介護分野では，高齢者の「尊厳」を保ち，その人らしくできるだけ「自立」した生活が送れるよう支援している．

言語聴覚士は，主に介護老人保健施設，通所・訪問系の施設で活躍しており，脳血管障害，パーキンソン病などの難病，認知症の方を対象とすることが多い．そのため，失語症，高次脳機能障害，構音障害，摂食嚥下障害に対して支援をしている．ここではその中でもニーズが高い摂食嚥下障害について述べる．

言語聴覚士の役割は，舌苔・食残渣の有無など，口腔内の衛生状態や呼吸・口腔・嚥下機能を評価し，必要に応じて口腔ケア，機能訓練を行っている．食事場面では，食事に注意が向いているか，噛めているか，しっかりと飲み込めているか，むせはないかなど，認知，咀嚼・嚥下状況の評価や食事動作，食形態，食具，姿勢などの食事環境を評価し，その時の状態に合った食事環境に調整している．また，食事・水分摂取量，体重，栄養状態といった栄養面も確認する．他には他職種，本人・家族へリハビリテーションや口腔ケア，食事の介助方法の提案，指導も行う．

脳血管障害では今までの状態に回復できるように，難病や認知症のように進行性の疾患では今の状態が維持できるように支援していく．胃瘻では経口摂取の見込みなど見通しを立てる．看取り期では嚥下機能悪化時の経口摂取のあり方を本人・家族と相談していく．高齢者は少なからず摂食嚥下に問題を抱えている．安全に食事がとれ，肺炎予防ができるように支援している．

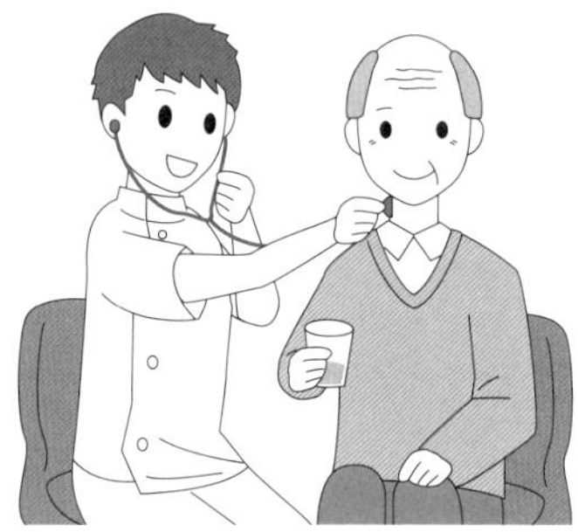

嚥下の評価（頸部聴診法）

この分野は機能面だけでなく，活動・参加の視点で生活を支えていくことが重要であり，難しくもあるが，やりがいのある仕事である．

（介護老人保健施設 お達者倶楽部，秋山真樹子）

3. 療育施設での言語聴覚士の仕事

療育センターは，乳幼児健康診査や保育園，幼稚園などで心身の発達に気になる点があると指摘された子どもを評価，診断し，適切な療育を提供する役割を担っている．言語聴覚士は，医師，相談員，心理判定員，保育士，児童指導員といった多職種と協働しながら，聴覚障害，知的能力障害，自閉症スペクトラム障害，特異的言語発達障害，構音障害，流暢性障害などの評価を実施し，療育を提供する．

難聴児を主たる対象とする児童発達支援センターは，新生児聴覚スクリーニング検査や乳幼児健康診査などで難聴が疑われ，医療機関で難聴の診断を受けた子どもが保護者とともに通園する施設である．言語聴覚士の役割として，子どもの発達段階に合わせた乳幼児聴力検査，補聴器調整，補聴機器の装用指導などの聴覚管理がある．また，聴覚活用状況，全体発達，言語・コミュニケーションの発達についても，言語発達検査や臨床観察などから評価し，それらのエビデンスに基づいて，個別療育と集団療育を組み合わせて提供する．

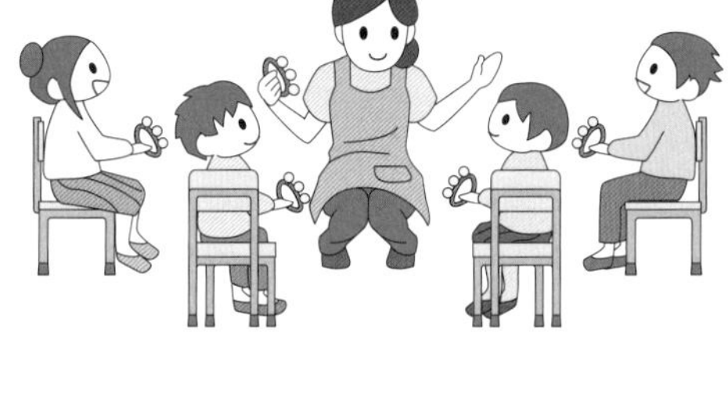

集団療育

さらに保護者に対するケアも重要な役割であり，聴覚障害に関する情報を提供し，言語聴覚士が子どもと関わる場面を見せてモデルとして示し，家庭でのコニュニケーションについて助言を行う．主たる通園先となる保育園，幼稚園などとの連携も必須で，難聴児がそれぞれの施設に適応しやすくなるよう具体的に助言する．

子どもや保護者と時間をかけじっくり向き合う中でラポールを形成し，子どもの小さな成長を保護者とともに喜び合えることが，この仕事の醍醐味である．

（千葉市療育センター やまびこルーム，西田久美子）

4. 学校での言語聴覚士の仕事

特別支援学校では，言語聴覚士は児童生徒への，①ことばの理解と表出を促す具体的な指導方法の提案，②コミュニケーションを助ける手段〔発声，身ぶり・サイン・視覚的手がかり（写真や絵カードなど）・VOCA（音声出力装置）などの拡大・代替コミュニケーション〕の提案，③教材の開発や活用方法の提案などを主に行っている．

特別支援学校は様々な障害のある児童生徒が通うが，言語聴覚士が最も対象としている障害は，言語発達障害である．しかし，在籍する児童生徒の言語発達障害の程度は，音声言語がわからずに話せない段階から，会話ができるものの言語発達に遅れがある段階まで幅広い．上記①～③の提案のために，言語聴覚士はフォーマルまたはインフォーマルな検査を活用しながら児童生徒の評価を行う．そして，評価結果を担任教員に説明・助言し，授業実施時の参考にしてもらう．ここで重要なことは，あくまで言語聴覚士は，教員に助言する立場であり，教員と協働するという認識をもつということである．そのためにも，言語聴覚士が特別支援学校を深く理解し，教員らと協働する仕組みを作っていくことが重要である．

筆者は，肢体不自由特別支援学校に外部専門家という立場で勤務している．肢体不自由特別支援学校は手足に不自由のある児童生徒が在籍している．その中には，人工呼吸器や胃瘻などを使用し，痰の吸引などの医療的ケアが日常的に必要な児童生徒ら(医療的ケア児)もいる．したがって，教員や他職種との密な連携とコミュニケーションが欠かせない．特別支援学校に勤務する言語聴覚士にとって，教員の協働により児童生徒が周囲とコミュニケーションを取り，主体的に学校生活を過ごす姿を見ることは，大きな喜びである．

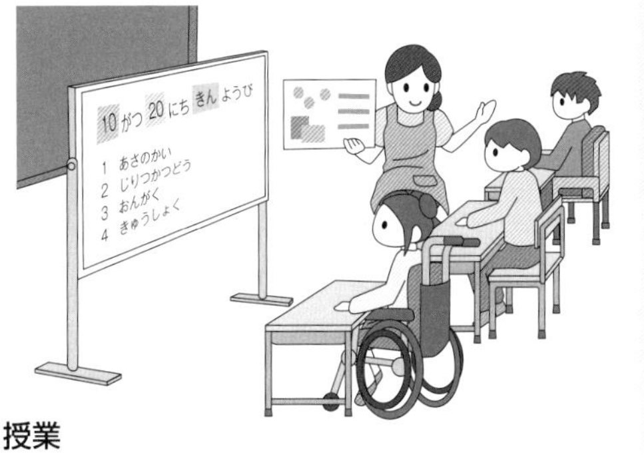

授業

（株式会社あいりす，木下亜紀）

第2章

ことばの機能

学習のねらい

- ことばはコミュニケーションの手段として用いられるが，それ以外にも様々な機能があることを理解しよう．
- 言語コミュニケーションと非言語コミュニケーションの違いを説明できるようになろう．
- 言語のもつ一般的な性質を理解しよう．また，日本語の言語学的な特徴を理解しよう．
- 乳児期，幼児期，学童期の各段階におけるコミュニケーションと言語の特徴を理解しよう．

章の概要

■人間が生活するうえで，ことばは様々な役割を果たしている．その一つがコミュニケーションだが，人と人との間の情報伝達は，言語コミュニケーションと非言語コミュニケーションの両方から成り立っている．

■言語は記号体系であるといわれており，音，語，文，談話といった各段階に秩序だった規則性をもつ．あらゆる言語に共通する一般的な性質（記号表現の恣意性，二重分節など）と，日本語など特定の言語にみられる特徴の両方が存在する．また，言語でコミュニケーションを取る際は，構音や構文のような構造のみならず，場面や相手との関係といった文脈も大きな影響を及ぼしている．

■子どものコミュニケーション行動と言語は，様々な認知機能の発達や養育者との関わりを土台として，段階的に発達していく．言語コミュニケーションの獲得には一定のパターンがあり，典型的な発達過程を知ることが重要である．

1．言語とコミュニケーション

1 ことばの機能

ことばは，あらゆる生物の中で人間のみがもつとされる機能の一つである．ことばのない世界は想像できないほど，われわれにとって不可欠なものであるが，ことばは人間にとってどのような役割を果たしているのだろうか．

(1) コミュニケーションの手段

ことばはなぜ必要かと聞かれれば，「他者とコミュニケーションを取るため」と答える人が多いだろう．人と人との間の情報伝達はジェスチャーや描画でも可能だが，普段の生活ではことばを使用することが圧倒的に多い．実際にことばは情報を伝達するだけでなく，相手を動かしたり（命令など），人間関係を円滑にしたり（挨拶など），多種多様な役割を果たしている．

例）• 情報を伝達する．

「今日の試験，合格したよ」（事実）

「死刑制度に強く反対します」(意見，意思)
「今日のデート，楽しかった」(感想，感情)

• 相手の行動を促す.

「解答をやめて鉛筆を置いてください」(命令)
「あのお店のパンケーキ，いつ食べに行こうか」(質問，勧誘)

• 人間関係を構築する.

「おはようございます」(挨拶)

(2) 思考の道具

ことばは他者に対して発するだけでなく，自分自身に向けて使用することもある．次のような事柄について，ことばを使わずに考えることができるだろうか.

例）• 次の旅行の計画を立てる.
• 安楽死制度に賛成か反対かを決める.

ことばを使わずとも，テーマパークの地図や生命維持装置につながれた患者のイメージを頭の中に描くことはできる．しかしながら，これらのイメージは曖昧なものである．ことばを使用した場合の方が，圧倒的に詳細な計画を立てたり，賛成あるいは反対の理由を論理立てたりすることができるだろう．すなわち，ことばには思考を整理したり明確化したりする働きがある.

(3) 行動の自己制御

ダイエットのためにケーキを我慢する時や，徹夜でテスト勉強をする時に，「あと3キロやせるまで甘い物は禁止！」とか「進級のかかった試験だから絶対に寝ないぞ！」と自分に言い聞かせているかもしれない．このように，ことばは，食欲や眠気といった本能的欲求を抑制して，自身の行動をコントロールする機能ももっている.

(4) その他の機能

ことばは，実用的な目的のために使用されるのみならず，ことばそのものを楽しむこともある．たとえば，芸術活動（詩，俳句，ラップ音楽など），ゲーム（しりとり，クロスワードなど），ことば遊び（ダジャレ，回文など）が挙げられる．また，若者ことばや業界用語のように，特定のグループの間で共有される表現を使用することによって，仲間意識が高まるといった効果もある.

2 コミュニケーション

(1) コミュニケーションとは

①コミュニケーションの要素

コミュニケーションは一人で行うものではなく，必ず情報の送り手（**発信者**）と受け手（**受信者**）がいる．発信者と受信者の役割は固定しておらず，絶えず役割交替しながら**メッセージ**を交換し合っている（**図 2-1**）.

②コミュニケーション効果

communication の語源は，ラテン語の communis「共有」であると言われている[1)]．すなわち，発信者は一方的にメッセージを投げかけるのではなく，メッセージに載せた事実，知識，感情，態度などが受信者に「共有」される．単なる情報共有に留まらず，受信者の行動，思考，認知，感情などに変化をもたらすことも多い.

例 1）メッセージ「金曜日の 10 時から，期末試験を実施します」

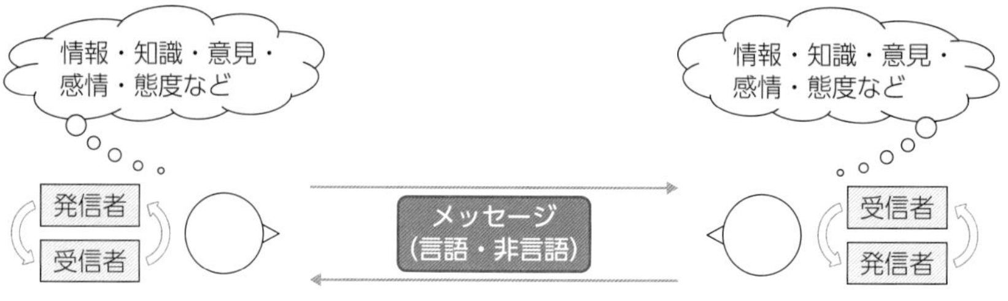

図2-1　コミュニケーションの要素

→ 受信者は，試験日時に間に合うように勉強を始める．

例 2）メッセージ「心理学の授業って，面白いよね」

→ 受信者も，そう言われてみれば面白いかもしれないと思い始める．

例 3）メッセージ「今日のライブ，最高だったよね！」

→ 受信者も同感だった場合，次のライブも一緒に行きたいと感じる．

例 3 では，発信者と受信者は頻繁にライブに行く仲間になるかもしれない．このように，コミュニケーションには人間関係を築き深めたり，逆に悪化させたりする効果さえあるといえる．

(2) コミュニケーションの手段

①言語コミュニケーション

対面コミュニケーションと遠隔コミュニケーション：われわれは普段，ことばを用いた**言語コミュニケーション**を行っている．日常生活における言語コミュニケーションは，人と人とが面と向かって会話する**対面コミュニケーション**が基本である．1 対 1 の会話以外にも，講義や演説で一度に大勢の人を相手にするような場合も，対面コミュニケーションに含まれる．一方，Web 会議システムなどの普及によって，その場にいない人とやりとりする**遠隔コミュニケーション**の機会も急激に増加している．

言語コミュニケーションでは，「何を話すか」だけでなく，「どのように話すか」も重要である．発することばが同じであっても，声の調子（高さ，大きさ，強さ，声色など），話し方（スピード，リズム，滑らかさなど），抑揚のつけ方によって，優しい印象や厳しい印象などに変化する．音声言語に伴うこれらの性質を**準言語（周辺言語）**という場合もある．

書きことばによるコミュニケーション：言語コミュニケーションには，電子メールや SNS，手紙といった書きことばも含まれる．文字情報は消えずに残るため，過去に生きた人のメッセージを受け取ったり，未来に向けたメッセージを発信したりすることも可能である．ただし，発信から受信までに時間が空いたり，口調や表情が伴わず文字情報のみで伝達したりすることから，誤解も生じやすくなる．

②非言語コミュニケーション

言語は唯一のコミュニケーション手段ではない．われわれの感情や意図は，顔の表情，視線，身振りや手振り，姿勢，相手との距離など，言語以外の手段によっても表される．これを**非言語コミュニケーション**という．

非言語コミュニケーションに含まれるものは幅広く，身なり（服装，髪型，化粧など）や体格なども該当する．たとえば，TPO に適した身なりを整えることで誠実さが伝わったり，筋肉質の体格によって頼もしいという印象が形成されたりする．

3 言語

(1) 言語とは

言語は一種の**記号体系**である[2]．**記号**とは，ある事物を別の何かで象徴させたものを指し，たとえば地図記号では，温泉を象徴するために「♨」が用いられる．

キーワード

【コード化】
話し手が聞き手に伝達しようとするメッセージは，外界の出来事，思考，感情など様々であるが，それらの情報は雑然としており，そっくりそのまま伝達することはできないため，伝達できる形に操作する必要がある．そこで，話し手はメッセージを言語記号に変換し，聞き手は受け取った言語記号を解読することでメッセージを理解する．メッセージを記号に変換する過程を「コード化」という．

では，言語記号は，何を使って何を象徴しているのだろうか．たとえば，日本語では，「ワンワンと鳴く四つ足の動物」は，[inu] と呼ばれる．すなわち，[inu] という音声によって，犬の概念が象徴されているといえる．ここで音声の方を**記号表現（能記，シニフィアン）**，記号表現によって表される意味概念を**記号内容（所記，シニフィエ）**という[2]（**図 2-2**）．

なお，記号表現と記号内容の組み合わせは，個人が自由に決めるのではなく，同じ言語を使う人同士の共通のルールに則っている．ルールは単語のみならず，発音や文法など言語のあらゆる側面に存在し，言語による意思疎通を可能にしている．秩序だった規則性の集合体であるという点で，言語は「体系」をなすといえる．このことは**音声言語**のみならず**文字言語**や**手話**にも当てはまるが，ここでは人の言語の基本である音声言語についてみていく．

(2) 言語の性質

①恣意性と有契性

恣意性：記号表現と記号内容の組み合わせには，必ずそのペアでなければならないという必然性はない．すなわち，[inu] の [i] は哺乳動物を，[nu] は人なつこい性質を表すといった関連性はなく，偶然 [inu] と呼ばれているだけである．外国語を見てみると，英語では [dog]，スペイン語では [perro]，ベトナム語では [con chó] というように，同じ概念を表すための音声に何の共通性もないことからも，各言語における約束事として決まっているだけであることがわかる．このように，記号表現と記号内容の結びつきに必然性がないことを，**恣意性**という．

有契性：一部の言語記号には，記号表現と記号内容の間に関連性が認められる場合もある．これを**有契性（有縁性）**という．代表例は擬音語や擬声語であり，「ザーザーと雨が降る」「ワンワンと犬が吠える」という表現は，実際の雨音や鳴き声を模している．

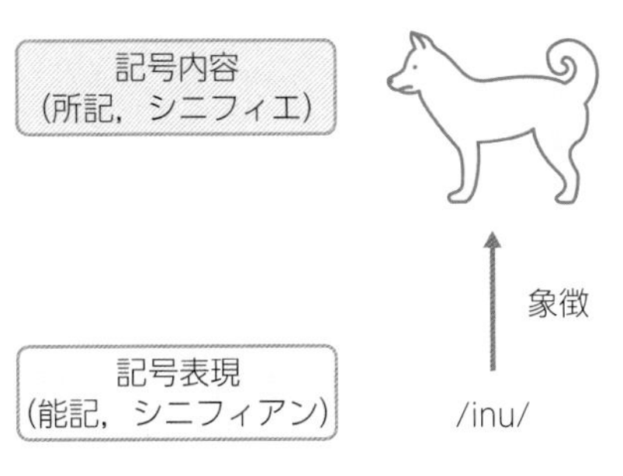

図 2-2　記号表現と記号内容
/inu/ という音声（記号表現）が，犬の概念（記号内容）を表している．

②分節性

文は語という単位に分けられ，語はさらに音という単位に分けられる．言語が二段構えの構造となっていることを**二重分節**という．

つながる知識

【創造性】
日本語の音素（後述）は 25 個前後しか存在しない[4]．少数の音素の組み合わせによって単語を，単語の組み合わせによって新しい文を無限に作れるという非常に高い創造性も，人間の言語のもつ特徴である．

例）「海は広いな大きいな」

第１次分節（語）umi/wa/hiroina/ookiina

第２次分節（音）u/m/i/w/a/h/i/r/o/i/n/a/o/o/k/i/i/n/a

仮に１つの音が１つの語に対応するならば，数万個も数十万個もある単語と同じ数の音が必要になる．また語の組み合わせで文が作られるのでなければ，文の数だけ異なる音の羅列が必要になってしまう．二重分節の仕組みによって，少数の限られた音だけで多くの単語を作り，その単語の組み合わせによって無限の文を生み出すことが可能になっている[3]．

③線条性（線状性）

語や文を声に出して発話する際は，音素や語などが時間軸上に一列に並ぶ．これを言語の**線条性（線状性）**といい，複数の音や複数の単語を同時に表出することはできない．

(3) 言語の構造

①形式的側面

言語の単位を小さい方から順に並べると，音，語，文，談話である．音と音が結びついて語が，語と語の組み合わせで文が，文が集まって談話ができるというように階層性があり，各レベルが言語学の対象となる．

音声学と音韻論：

- **音声学**は，**発声**や発音（**構音**）を扱う．発声や構音は声帯，口唇，舌など筋の運動によって作られ，空気中を音波として伝わる．したがって，音声学では生理学的・物理学的な観点から言語音を分析する．
- **音韻論**は，言語音のもつ機能に注目する[2]．たとえば，「柿（kaki）」と「滝（taki）」は，語頭の子音の違いのみによって意味が変わることから，［k］と［t］はそれぞれ別個の言語音として働いていると考えられる．このように，語の意味に関わる音の最小単位を**音素**という．

形態論：**形態素**という単位で話の構造を分析する．形態素とは，言語の意味を担う最小単位のことを指し，１個の形態素が１個の語と対応することもあれば（例：だるま），複数の形態素から１語が作られていることもある（例：雪だるま＝雪＋だるま）．

統語論：句や文の構造がどういった規則によって成立しているのかを分析する．句や文は複数の語を組み合わせることによって作られるが，その順番や結びつき方には規則がある．

例1）春　なって　に　が　咲い　きれいな　桜　た．

例2）春　に　なって　きれいな　桜　が　咲い　た．

例１と例２は全く同じ単語の組み合わせだが，例１の順番は意味がとおらず，文にならない．また，例２の「桜が咲いた」は，「桜が＋咲いた」というまとまりをもつのであって，「桜＋が咲い＋た」ではない．

②意味的側面

意味論：言語が表す概念について考察する．語だけでなく，文や談話の意味も分析対象となる．

③語用的側面

語用論：文脈の中での言語の用いられ方を議論する．言語の意味は，場面や状況に応じて様々に解釈され得る．

例）「ここは暑いね」

- 気温が高いという事実を共有（字義どおりの解釈）
- クーラーをつけてほしいという遠回しの依頼（言外の意図を推測）

言外の意味は，それまでの会話の流れ，時間と場所，人と人との関係性などによって左右されるものである．

2. 日本語の特徴

1 日本語の「音」

(1) 音素と音節

「手紙」という語は，何個の音に分けられるかと聞かれたら，3個と答える人が多いだろう．中には6個と考える人もいるかもしれない．どちらも正しく，前者は**音節**，後者は**音素**という，異なる単位が存在することによる．

①音素

- われわれの発話は，物理的には切れ目のないひとつづきの音声だが，複数の子音と母音で構成されており，冒頭の「手紙」は「t」「e」「g」「a」「m」「i」のように3個の子音と3個の母音に分けられる．ただし，それ以上細かく区切ることはできない．言語音について，それ以上分割することのできない最小単位を**音素**という．
- ある言語音が音素かどうかを判断するには，2個の音が互いに語の意味を区別する役割をもつか否かが重要である[5]．たとえば，「滝/taki/」と「柿/kaki/」は/t/と/k/の違いのみで語の意味が変わるため，それぞれ1個の音素である．このように，1個の音素のみの違いによって意味が異なる語の対を，**ミニマルペア**と呼ぶ．
- われわれが1個の音素とみなしている音であっても，物理的には様々に異なる音で表出されていることがある．「おんぷ（音符）」と「せんす（扇子）」の2番目の音は同じ「ん/n/」であるとわれわれは思っているが，実際に表出されているのは前者が［m］，後者が［n］である（**図 2-3**）．「ん/n/」に対する［n］や［m］のように，1個の音素に対する音声のバリエーションを**異音**という．

つながる知識

【日本語の音素と英語の音素】

どの音が音素とみなされるかは，言語によって異なる．よく知られた例が，「r」と「l」である．日本語では，リスは通常[risu]と発音するが，偶然[lisu]と発音しても別の語にはならず，音素は/r/のみである．一方，英語では[rice]（米）と[lice]（シラミ）は語の意味が異なるため，/r/と/l/が別個の音素として存在する．

②音節

「手紙」という語の「て」や「が」や「み」のように，感覚的にひとかたまりとして捉えられ，その中に切れ目はないと感じる音の単位を**音節**という[5]．通常は，母音を中核にしてその前後の子音とひとかたまりになって音節を作る．日本語では「子音＋母音」の組み合わせが基本であり，子音がいくつも重なる英語とは異なる（**図 2-4**）．

③モーラ

日本語には，**モーラ**という音の区切り方も存在する．モーラとは，音の長さの感じ方を基準とした時間的単位を指す．たとえば，「学校」は4モーラである（が・っ・こ・ー）．促音（っ），長音（ー），撥音（ん）は子音であるため単独で音節を作れないが，音の持続する長さとしては母音を含む音節と同じ程度に感じられるため，これらはすべて1モーラと捉えられる．

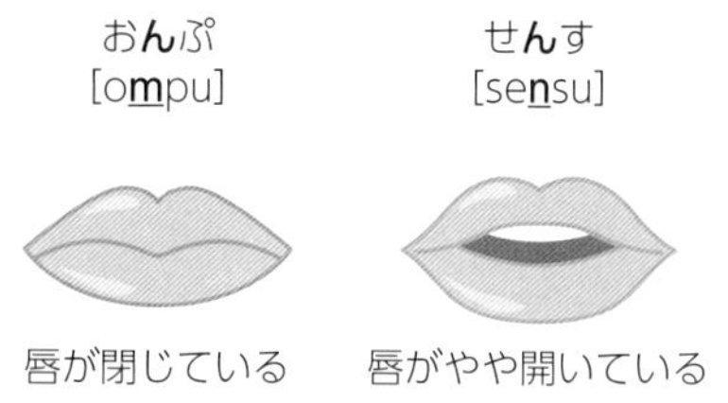

図2-3 「ん」の音声のバリエーション
「音符」「扇子」と声に出して言いながら，「ん」の箇所で止まってみよう.
唇の形が違うことから，実際に表出されている音声は異なることがわかる.

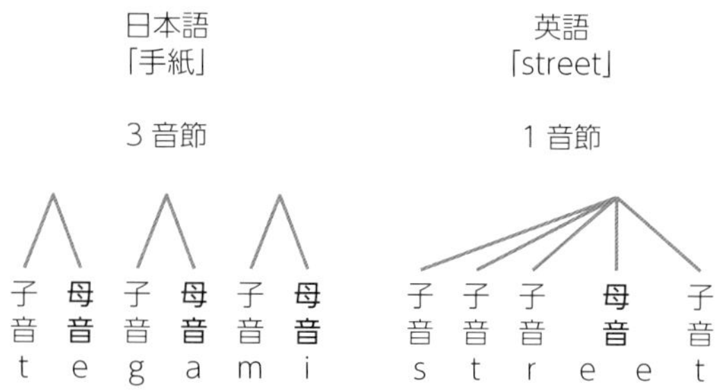

図2-4 音節の構造
日本語の音節の構造は，「子音＋母音」が基本である.
英語では，複数個の子音が連続することも多い.

(2) アクセント

日本語のアクセントは，声の高さが上がったり下がったりする**高さアクセント**(**ピッチアクセント**)である．高低のパターンは単語ごとに決まっており，そのパターンによって同音異義語が区別される場合もある.

例）雨：高低　a|me
　　飴：低高　a|me

2 日本語の「語」

(1) 形態素

- 「お味噌汁」は1個の語だが，「お」「味噌」「汁」というように，より細かく分割することができる．語をそれ以上分割すると意味が損なわれてしまうぎりぎりの段階まで小さくした単位を，**形態素**と呼ぶ[2]．
- 「味噌」「汁」は単独で語として使うことができ，**自由形態素**と呼ばれる．一方，丁寧な意味を添える「お」は，「お釣り」「お礼」のように別の形態素と一緒に使うことしかできず，**拘束形態素**と呼ばれる[6]．

(2) 語形成

- 複数個の形態素を組み合わせることによって，多様な語を作ることができる．2つ以上の自由形態素を組み合わせてできた語を**複合語**，接頭辞や接尾辞が付加されて作られた語を**派生語**という．和語だけでなく，和語と外来語との組み合わせも可能である.
  例）複合語：雪だるま（和語＋和語），紙コップ（和語＋外来語）
  　　派生語：お水（接頭辞が付加），感動的（接尾辞が付加）
- 語や複合語の一部が短縮されて用いられる場合もあり，**刈り込み**という.
  例）学生割引→学割，セクシャルハラスメント→セクハラ
- 形態素が組み合わさる過程で，音が変化する場合がある．代表例として，**動詞**の活用が挙げられる.
  例）「書く」書かない，書きます，書く，書けば，書こう（五段活用）
- 複合語の後部の形態素が清音から濁音に変化する現象を特に**連濁**という.
  例）「空（そら）」→「青空（あおぞら）」

つながる知識
【子音語幹動詞・母音語幹動詞】
動詞は音節レベルで分析すると，本文の例のように語幹が活用（変化）するが，音素レベルで分析すると語幹は活用（変化）しない．後者の分析方法では，語幹の末尾の音素に基づいて，子音語幹動詞と母音語幹動詞に分類される.
- 子音語幹動詞「書く」
  kak-ana-i,
  kak-imas-u,
  kak-u,
  kak-eba,
  kak-oo
- 母音語幹動詞「食べる」
  tabe-na-i,
  tabe-mas-u,
  tabe-ru,
  tabe-reba,
  tabe-yoo

3 日本語の「文」

(1) 内容語と機能語

- 語は単独で使用されることは少なく，われわれは基本的に文で発話している．例1のように名詞や動詞を羅列しただけでは文にならず，意味も曖昧である．例2や例3の文は，格助詞によって名詞や動詞の間の関係性が明らかにされ，正確な意味が伝えられる．

  例1）子ども　母親　ごちそう　作った．

  例2）子ども　と　母親　が　ごちそう　を　作った．

  例3）子ども　が　母親　に　ごちそう　を　作った．

- 名詞，動詞，形容詞，副詞のように，具体的な意味内容を表す語を**内容語**という．一方，助詞や助動詞のように具体的な意味内容をもたないが，文中の要素を結びつけてそれらの関係性を示す語を**機能語**という．

(2) 基本語順

- 日本語の文の典型的な語順（**基本語順**）は，「主語＋目的語＋動詞」（例：子どもがボールを追いかけている）である．
- 日本語の語順はやや自由度があり，目的語と主語を入れ替えて「ボールを男の子が追いかけている」と言うことも可能である〔**かき混ぜ語順（転換語順）**〕．どの名詞が主語でどの名詞が目的語かを識別するために，**格助詞**が重要な役割を果たしている．

(3) 助動詞

- 日本語では，動詞の後に様々な助動詞を付加することによって，意味を付け加えたり，話し手の判断や心情を表したりすることができる．助動詞の一部を例示する．

  ①**テンス（時制）**：事象が時間的にみて，いつ生じたかを表す[7]．

  例）過去「た」

  ②**アスペクト**：動作が進行中なのか，終了した結果なのかなど，時間的側面の取り上げ方を示す[7]．

  例）動作の進行「ている」

  ③**モダリティ**：事態に対する話者の捉え方を表す[2]．

  例）推定「らしい」，伝聞「そうだ」，否定「まい」，希望「たい」

  ④**ヴォイス**：主語と動詞の意味的関係を示す[7]．

  例）受身「れる・られる」，使役「せる・させる」，可能「れる・られる」

- 助動詞は複数を連ねて使用することも可能である．

  例）彼は，廊下に立た　<u>され</u>　<u>た</u>　<u>らしい</u>．

  　　　　　　　　　　ヴォイス　テンス　モダリティ

4 日本語の「意味」[2,6]

(1) 語と語の間の意味関係

語は他の語との間に，様々な意味関係をもつ．

①**上位語・下位語**：語と語の間には上下の階層関係がある．

例）生物＞動物＞哺乳類＞犬＞秋田犬（右に進むほど下位になる）

②**同義語・類義語**：音形は異なるが，意味が同じか近い語を指す．

例）同義語：本・書籍・書物／類義語：希望・願望

③**対義語（反義語・反意語）**：意味が反対の語を指す．

例）大きい・小さい，長い・短い，高い・低い

④**多義語**：いくつもの意味をもつ語を指す．

例）「甘い」甘い砂糖，甘いことば，しつけが甘い，ねじの締め方が甘い

⑤**同音意義語**：同じ音形をもつが，意味は異なる語を指す．

例）休憩・球形・求刑，橋・端・箸

（2）文の意味

文には，文を構成する個々の語の意味を超えた，様々な意味関係が含まれる．

①**多義性（曖昧性）**：意味解釈が1つに定まらない．

例）おなかが出ている（太っている，服の下から腹が見えている）．
きれいな彼女の花（花がきれい，彼女がきれい）

②**含意**：ある文が真実であれば，もう1つの文も当然真実である．

例）「父は単身赴任中だ」が真実ならば，「父はふだん家にいない」ことも当然真実である．

③**前提**：ある文を適切に使用するなら，何らかの事態があらかじめ成立している必要がある．

例）「兄は試験に合格した」ならば，試験を受験したという事態が不可欠である．

④**矛盾**：文中に，意味的に相反する内容が含まれていることを指す．

例）弟は私より先に生まれた．

⑤**共起制限（選択制限）**：ある語とともに用いられる別の語の意味に制限がある．

例）「スープを飲む」は適格だが，「スープを食べる」は不適格と感じられるため，「食べる」という動詞は液体状の食物に対して用いることができない．

5 日本語の「語用」

（1）直示

ある発話が，いつ，どこでなされたものかという状況がわからないと，何を指しているのか解釈できない言語表現を**直示**（ダイクシス，deixis）という[6]．人（私，あなた，彼らなど），場所（こっち，あそこなど），時間（今日，来年，先ほどなど）を表す表現が該当する．

（2）主題

われわれが会話をする際は，何かについて何かを述べている．「何かについて」に該当する部分を**主題（トピック）**，「何かを述べる」に該当する部分を陳述（コメント）という[6]．日本語では，助詞「は」によって主題が示されることが多い．

例）水族館はデートスポットとして人気がある．
主題　　陳述

（3）旧情報と新情報

何が主題となるかは，情報の新旧が関わっていることが多い[6]．すなわち，話し手と聞き手がすでに共通認識をもっている事柄（**旧情報**）は主題に置かれ，続いて新情報が導入される．

つながる知識

【主題化】
文中の語に「は」を付加して文頭に移動させる**主題化**によって，話者が何を話題として取り上げたいのかという意図を表すことができる．
例）
・私は彼とのデートで水族館に行ったことがある．
・水族館には彼とのデートで行ったことがある．
・彼とのデートでは水族館に行ったことがある．

例）A：誰が学級委員になりましたか．

B：学級委員は田中さんに決まりました．

→ 学級委員：A が話題としてすでに挙げている（旧情報，主題）

田中さん：B が初めて導入した情報である（新情報）

(4) 視点

同じ出来事でも，いくつかの立場から表現できる場合がある．どちらの**視点**から述べるかは，話者がどの要素に注目しているか，誰に共感しているかなどによって決まる[8]．

例）能動文「先生が娘を叱った」（先生に視点）

受動文「娘が先生に叱られた」（娘に視点）

(5) 敬語[7]

会話相手や会話の登場人物に対して，敬意や丁寧さを表す表現を敬語という．**尊敬語**，**謙譲語**，**丁寧語**の 3 種類に分類される．

①尊敬語

会話相手や会話の登場人物が行う行為に対して敬意を表す．

例）お夕飯を召し上がって行ってください．（召し上がる）

先生がこちらへいらっしゃいました．（いらっしゃる）

②謙譲語

話し手が自身の行為をへりくだって表現する．身内（家族，同じ組織に所属する人など）の行為に使用される場合もある．

例）先日いただいた書類を拝見しました．（いただく，拝見する）

明日は母が弔問に参ります．（参る）

③丁寧語

フォーマルなスタイルで話すことで，聞き手に対する敬意を表す．「です」「ます」調の会話などがこれに当たる．

6 日本語の「文字」

(1) 日本語の文字体系

日本語には**平仮名**，**片仮名**，**漢字**の 3 種類が存在する．さらに，日本語をアルファベット表記する**ローマ字**によって，日本語を解さない人に情報を伝達する手段ももっている．

①平仮名と片仮名

平仮名と片仮名は**表音文字**であり，原則的に 1 文字が 1 音節に対応する．しかしながら，例外もあり，拗音は 1 音節を 2 文字の組み合わせで表記する（例：きゃ）．また，文中の助詞として用いられる場合は，特殊な読み方や書き方をする．

例）今日は良いお天気です．（「は」を［wa］と音読する）

救急車で病院へ運ばれた．（「へ」を［e］と音読する）

野原で花を摘んだ．（［o］を「を」と表記する）

②漢字

漢字は，意味と音の両方を併せもつ**表語文字**である．たとえば，「雨」という文字は［ame］という音をもち，空から降ってくる水の粒を意味する．なお，一文字で読む時と熟語の中で使用される時とでは読み方が異なる場合が多い．

平仮名のみでは文章の切れ目がわかりにくいが，漢字仮名交じり文にすることで意味のまとまりが認識しやすくなる．また,「橋」「端」「箸」のような同音意義語を識別するのにも役立つ．

3. 言語・コミュニケーションの獲得

1 前言語期の発達

子どもは特別な訓練を受けなくても，1 歳頃から自然にことばを話すようになる．しかしながら，ことばはある日突然に獲得されるのではなく，それ以前にことばの土台となる非言語的コミュニケーション行動や，発声，音声知覚が育っていく．乳児期の非言語的手段によるコミュニケーションを，**前言語的コミュニケーション**という[9]．

(1) コミュニケーション行動の形成

生後すぐの乳児は，何に対しても微笑むような表情をするが（**生理的微笑**），2〜3 か月頃には人の顔に対して選択的に微笑みかけるようになる（**社会的微笑**）．9 か月頃になると，大人の表情を確認して自分のふるまいを決める**社会的参照**や，他者の視線を追って同じ対象物に目を向ける**共同注意**が出現するなど，他者の意図に気づくようになる．また，この頃には**指さし**によって自分の意思を伝えるようにもなる．共同注意や指さしは，子ども・大人・モノの 3 つが関わるため，**三項関係**と呼ばれる（**図 2-5**）．これと同時期の 8〜12 か月頃には，**手段－目的関係**や**事物の永続性**といった認知機能の発達も進んでおり，これらが意図的なコミュニケーション行動や，その後の語彙獲得の基盤となる．

キーワード

【手段-目的関係】
ある手段によって，自分の目的を達成できると理解することを指す．声を出す（手段）ことで，母親の注目を得られる（目的）というように，コミュニケーション行動の基盤となる．

【事物の永続性】
視界からモノが消えても，実際には存在し続けていると理解できることを指す．目の前に存在しないものを思い浮かべる能力は，言語発達に不可欠な**表象機能**につながる[9]．

(2) 発声行動の発達

生後間もない乳児の音声は，反射的な発声や泣き声に限られるが，初語の出現に向けて徐々に多様な音声がみられるようになる．まず，2〜3 か月頃になると，機嫌のよい時に**クーイング**という母音様の音声や笑い声を表出する．4 か月頃には様々な高さや長さの音を発声して楽しむヴォーカルプレイが見られ，6 か月頃からは

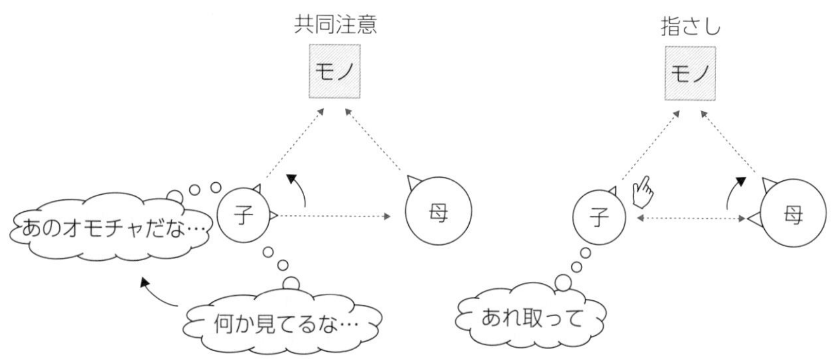

図 2-5　三項関係
共同注意：他者（母）の視線を追って，自分も同じモノに注意を向ける．
指さし：指さし行動によって，他者（母）の注意をモノに向け，自分の意思を伝える．

[bababa]のような母音と子音を組み合わせた**規準喃語**が出現する．1歳に近づくにつれて，多様な音の組み合わせやイントネーションを伴い，まるで言語で会話しているかのように聞こえるジャルゴンがみられる．そして，1歳頃に初語が出現する．

(3) 音声知覚の発達

乳児は生後間もない頃から，**養育者の声や言語音**に好んで耳を傾ける．9か月頃には名前を呼ぶと反応を示し，10か月頃には「バイバイ」「ちょうだい」のような人との関わりの中で使用される語の理解が始まる．

2 幼児期の言語発達

(1) 語彙の発達

1歳〜1歳6か月頃：子どもはことばを話し始めるより前に理解が先に進んでおり，10か月頃には平均58語，1歳頃には110語くらいを理解するといわれている．発話面については，1歳前後に**初語**が出現する．ただし獲得のスピードはゆっくりであり，表出できる語彙数は1歳で10数語程度である．早期に獲得される語彙は，幼児の生活になじみの深い名詞（動物・食べ物・乗り物など）が多い．この時期は，「ブーブー」という語をバスや電車にも使用するなど，本来の意味よりも語を拡大して用いる**過大汎用**がみられる．

1歳6か月〜3歳頃：1歳6か月頃，表出できる語が50語を超えるくらいになると，語の数が急激に増加し（**語彙の爆発的増加**），2歳で300語，3歳で1,000語くらいを発話するようになる．品詞のバリエーションも増え，名詞に加えて動詞，形容詞，疑問詞も表出される．2歳頃に「これ何」と質問することが増え，その後「どれ」「どこ」「だれ」が出現し，3歳頃には「何で」「どうして」と理由を頻繁に尋ねるようになる．また，理解できる語のバリエーションも増え，より抽象的な概念を表す語の理解も進む．2歳代で「大きい-小さい」「長い-短い」や色名の理解，3歳代で「高い-低い」の理解や10までのカウントが可能となる．また，時間の概念が育ち，「あした」「あとで」といった語がわかり始める．

4〜6歳頃：表出できる語彙数は4歳で1,500語，5歳で2,000語，6歳で2,500〜3,000語にものぼるといわれている．抽象語の理解や表出がさらに進み，4歳代では，上・下・前・横といった位置関係を表す語を理解するようになり，5歳代では曜日を言えるようになる．

(2) 文法の発達

1歳後半から2歳前半にかけて，50〜100語を表出できるようになった頃に，「マンマ　食べる」のように語を羅列した**2語連鎖**がみられるようになる．「マンマを食べる」のような助詞を含む文は3歳頃までに出現する．4歳頃にはほとんどすべての助詞を表出するようになるが誤りも多く，正しく使えるようになるのは5歳頃である．

文の長さや複雑さも年齢が上がるにつれて発達する．2歳6か月頃から修飾語や3〜4語文が増え，「〜してから」「〜なのに」といった簡単な接続詞で文と文を関連づけた発話が出現する．3歳頃には受動態や使役を使用するなど，多様な表現が可能となる．ただし，能動文と受動文の変換といった文法操作ができるのは，助詞を正しく使用できるようになる5歳頃である．

つながる知識

【喃語の段階性】
クーイング期の赤ちゃんの音声は世界共通であり，母語に存在しない多様な音声を表出する．しかし，喃語期のことばがけを通して，1歳前後までには徐々に母語の音韻体系に同化していき，幼児期までの言語環境で異なる言語を話すようになる．つまり，生後4〜5か月頃に発する音韻不明な過渡的喃語，6〜7か月頃の複数母音や子音からなる規準喃語・反復喃語，1歳頃の大人の発声を真似たようなイントネーションや連続音節を発する多様的喃語の段階を経て，有意味なことばの発話へと変化していく．

ここが重要

【child directed speech (CDS)】
大人は乳幼児に対して，高い声で，ゆっくりと，抑揚を強調し，同じことばを繰り返すといった独特の話しかけ方をする．これを，CDSという．CDSは，子どもの注意をひきつけたり，ひと続きの音声から語を切り出す手がかりになったりするなど，子どもの言語の習得を助ける特徴を備えていると考えられている．

(3) 談話および語用の発達

文で話すようになっても，2〜3歳頃は出来事を断片的にしか報告できないが，4歳頃から時系列や内容にまとまりのある語り(**ナラティブ**)ができるようになる．また，それまで「ジュースちょうだい」のような直接的要求をしていたところを，4歳頃になると「ジュースもらってもいい？」といった間接的で丁寧な表現を使用するなど，語用能力の発達もみられる．

(4) 音韻意識の発達

4歳代頃に，**音韻意識**が発達する．音韻意識とは，「りんご」は3つの音に分けられる，最後の音は「ご」であるというように，ことばを構成する音を認識できることを指し，しりとりや逆さことばなどの遊びを通して身についていくとされる．音韻と文字の間には規則的な対応があるため，音韻意識の発達は読み書き能力の獲得の土台として重要である．

3 学童期の言語発達

(1) 語彙・文法の発達

幼児期の言語は日常生活の中で身についていく生活言語であったが，学童期は学校の授業や読書を通して習得される**学習言語**となる．ここで重要なのは，ことばについて，ことばを使って考える**メタ言語**の能力である．すなわち，同義語，多義語，上位概念・下位概念など，語と語の関係性を理解して使い分けたり，文法構造への意識が高まり，主語–述語の対応や指示語の役割に注目したりできるようになる．

(2) 談話および語用の発達

幼児期の会話が場面の助けも借りて理解されていたのに対し，学童期には言語のみで談話を理解する読書や作文の能力が発達する．それとともに，自分の言いたいことが相手に伝わっているかを意識したり，必要に応じて言い換えたり質問したりするようになる．また，比喩や皮肉のように，文脈から言外の意味を推測する能力も身についていく．

(3) 読み書きの発達

子どもは遊びや日常生活の中で文字に触れており，小学校に入学するまでには平仮名を読めるようになっている場合も多い．ただし，拗音や助詞「は」などの読みは習得時期が少し遅れる．また，書きは読みより遅れて発達し，平仮名単語の書きは2年生頃に定着する．

文献

1) Schramm, W: The Processes and Effects of Mass Communication. p3, University of Illinois Press, 1954.
2) 風間喜代三・他：言語学　第2版．pp1-56，83-140，227-228，東京大学出版会，2004.
3) 井原浩子：言語の構造．標準言語障害学　失語症学　第3版，pp6-11，医学書院，2021.
4) 岩田　誠：序論．神経文字学，pp1-28，医学書院，2007.
5) 斎藤純男：日本語音声学入門　改訂版．pp97-104, 157-162, 三省堂，2006.
6) 斎藤純男：言語学入門．pp52-55，105-116，119-134，三省堂，2010.
7) 森山卓郎，渋谷勝己編：明解日本語学辞典．pp5-6，14-15，48-50，p108，114，116，三省堂，2020.
8) 久野　暲：談話の文法．pp127-282．大修館書店，1978.
9) 鹿取廣人・他編：思考と言語．心理学　第5版補訂版．pp19-45，165-208，東京大学出版会，2020.

（大石斐子）

確認Check! □□□

- 言語コミュニケーションおよび非言語コミュニケーションの例を挙げよう．⇒28〜29頁
- 言語における二重分節とは何のことか，どのような利点があるのか，説明しよう．⇒29〜30頁
- 音声学と音韻論の違いを説明しよう．⇒30頁
- 乳児期のコミュニケーションにおける三項関係とは，何と何と何の間の関係のことか説明しよう．⇒36頁

Column

地域包括ケアシステム

地域包括ケアシステムは，高齢者や障害者が住み慣れた地域で自分らしい暮らし方を人生の最期まで続けることができるように，その人のニーズや心身状態に応じて必要な医療や介護，予防，生活支援などのサービスが切れ目なく一体的に提供されるシステムのことをいう．高齢化の状況やサービス事業者の数や種類，交通の便など，地域によって事情が異なるため，市町村や都道府県が主体となり地域の特性を活かしたシステムづくりが進められている．全国で様々な取り組みが進む中で，言語聴覚士の活躍の場も広がっている．

一例として，地域包括支援センターが主催する地域ケア会議への参加があげられる．地域ケア会議には地域の様々な医療・介護の専門職や地域住民などが出席し，高齢者の介護予防や自立支援にむけた個別事例などが話し合われる．地域ケア会議を繰り返し実施することで，地域に共通する課題を見つけることや，多職種・多機関連携が深まることも期待されている．

地域ケア会議で言語聴覚士に求められるのは，事例の問題点をみつけて指摘することではない．対象となる高齢者が自分らしい暮らしを続けるために，「コミュニケーション」と「食べること」を支援する専門家の立場から，その地域で実現可能なアイデアを出すことが求められる．そのためには制度や社会資源，地域特性の理解に加えて，言語聴覚士の専門性を地域ケア会議の参加者にわかりやすいことばで語る技術も必要である．地域包括ケアシステムは，言語聴覚士にとって多職種・多機関連携の最前線である．

（山本　徹）

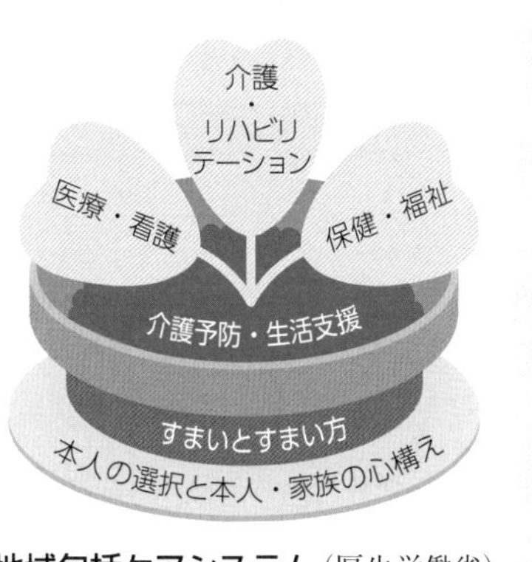

地域包括ケアシステム（厚生労働省）

第3章

ことばときこえのメカニズム

学習のねらい

- ことばの生成に必要な生理学的器官とメカニズムを理解しよう.
- 発声発語，摂食嚥下を支える器官とメカニズムを理解しよう.
- ことばの理解，産生を支える脳と神経系の構造とメカニズムを理解しよう.
- きこえと平衡機能を支える器官とメカニズムを理解しよう.

章の概要

ことばは，聴覚器官で聞き取り，脳で理解して考え，次に何を話すかを企画し，発声発語器官を用いて産生する．話し手と聞き手がこのやりとりを繰り返すことでコミュニケーションとなる．また，言語聴覚士の職域の一つである摂食嚥下機能も，この発声発語器官を用いて行われている．さらに平衡機能は，平衡器官と聴覚器官が隣接していることもあり，障害が合併することも多い．これらに関わる生理学的基盤として発声発語器官，脳と神経，聴覚器官，平衡器官の構造と機能を理解していることは重要である.

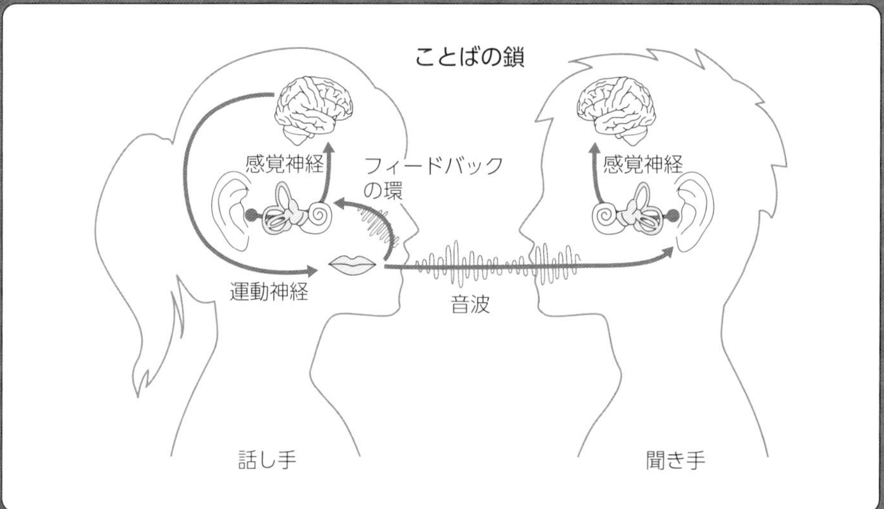

1. 発声発語と摂食嚥下のメカニズム

話しことば（音声言語）によるコミュニケーションでは，声（音声，voice）と言語音（speech sound）を産生して発話している．声を発することを**発声**，発音をすることを**構音**あるいは調音という．言語音を産生するために，呼吸器官，発声器官，構音・共鳴器官を用いている（**図3-1**）．これらの器官を総称して発声発語器官という.

摂食嚥下を行う器官は発声発語器官とほぼ同様で，**嚥下**とは食物を飲み込む動作，**摂食嚥下**とは食事における一連の動作を指す（**図3-1**）.

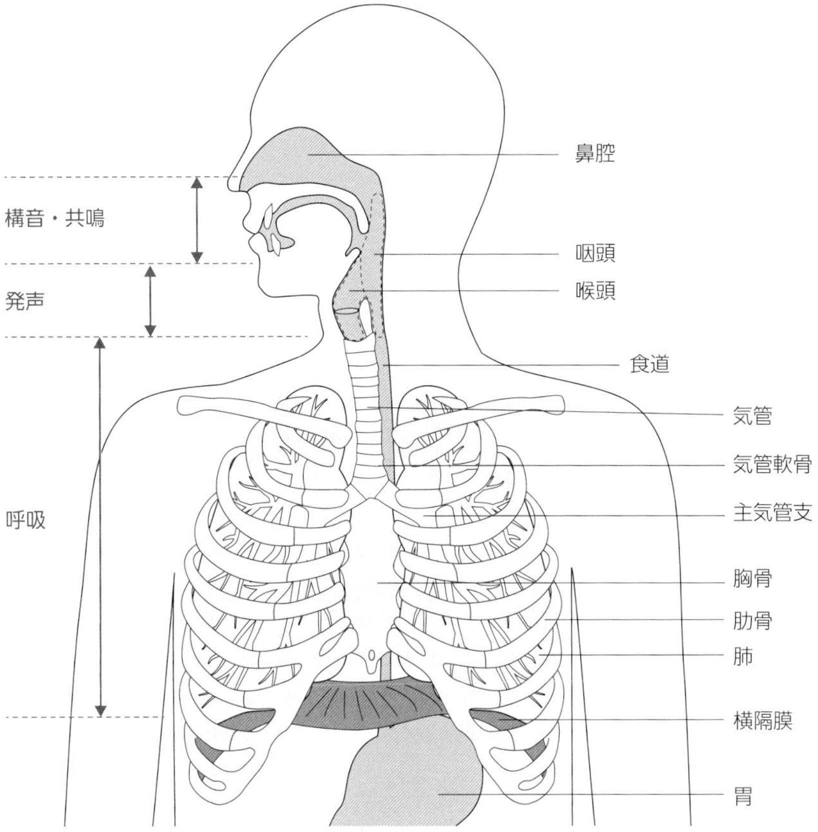

図 3-1　発声発語と摂食嚥下に関わる器官

1 発声発語の器官とメカニズム

発声発語には，①呼吸（呼気流），②発声（声帯振動），③構音・共鳴（構音動作）の 3 つの段階がある（**図 3-2**）．3 つの段階にはそれぞれ，①呼吸器，②喉頭，③声道（口腔）の器官が対応しており，それらが連動して働くことで語音が生成される．

発声発語のレベル	器官	働き
構音・共鳴	声道	声道を変化させる（＝構音動作）ことで，喉頭で作られた音が語音になる．
発声	喉頭	呼気流によって声帯が振動することで声が作られる．
呼吸	呼吸器	肺からの呼気流が声のエネルギー源になる．

図 3-2　発声発語の流れ

<table>
<tr><th></th><th>吸気</th><th>呼気</th></tr>
<tr><td>呼吸運動</td><td>
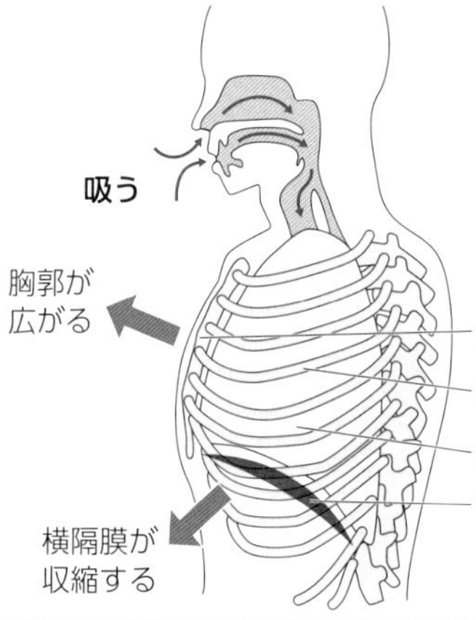

</td><td>
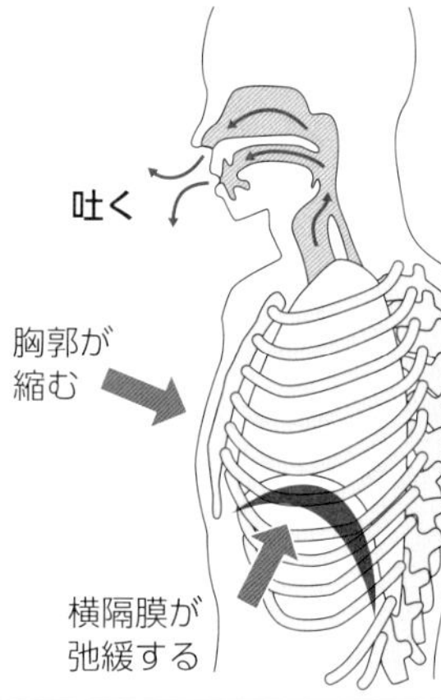

</td></tr>
<tr><td>呼吸筋の働き</td><td>吸気筋（横隔膜，外肋間筋）が収縮すると，胸腔の底が下がり，肋骨が挙上する</td><td>吸気筋が弛緩する．安静時の呼気では，呼気筋の関与はほとんどない．強い呼気や発声時には，呼気筋（内肋間筋）が収縮する</td></tr>
<tr><td>胸郭の動き</td><td>胸郭が拡張して，肺内に空気が流入する</td><td>胸郭の弾性（元に戻る復元力）により胸郭が縮小し，肺内の空気が呼出される</td></tr>
</table>

図 3-3　呼吸運動

（1）呼吸

①呼吸器

呼吸とは，肺で血中に酸素を取り入れ，二酸化炭素を体外に排出するための仕組みのことである．肺から空気を出すことを**呼気**，肺の中に空気を取り入れることを**吸気**という．呼吸に関与する臓器群をまとめて**呼吸器系**という．

> **つながる知識**
> **【呼吸器系】**
> 上気道（鼻腔，咽頭，喉頭）と下気道（気管，肺）に分けられる．

②胸郭

胸郭とは，肺と心臓を入れるかごのような骨格のことで，胸椎，肋骨，胸骨からなる．肺は自力で伸び縮みする器官ではなく，胸郭の大きさが変わることによって膨らんだり縮んだりする（**呼吸運動**）．息を吸い込む時に胸郭は拡張し，息を吐く時に収縮する（**図 3-3**）．

> **ここが重要**
> **【呼吸運動と声】**
> 呼気は声の源になる．呼気圧（呼気を吐き出す力）が弱かったり，呼気量が少なかったりすると，声の大きさは小さくなる．

（2）発声

①喉頭

輪状軟骨，**甲状軟骨**，**披裂軟骨**に喉頭蓋軟骨と舌骨を加えて，**喉頭の枠組み**を形成している（**図 3-4，図 3-5**）．多くの筋や靱帯などによって上下から支えられている．下方は気管で，喉頭は気道の一部でもある．呼気流を用いて声を作っている．輪状軟骨はリング状の形状をしており，気管の上端に固定されている．甲状軟骨は輪状軟骨の上部に位置し，喉頭の前面と側面を囲む．成人男性では甲状軟骨の中央上端部が前方に張り出しているので，頸部を外観するといわゆる“のど仏”が見える．

喉頭の主な働きは，①呼吸，②下気道の保護（気道の入り口を閉鎖することで，下気道に異物が侵入することを防ぐ），③発声（声門を閉鎖し，声帯振動を起こすことで音源を作る）の 3 つである．

②声帯・声門

披裂軟骨と甲状軟骨の間を前後に走る左右 1 対のひだを**声帯**と呼ぶ．左右の声帯

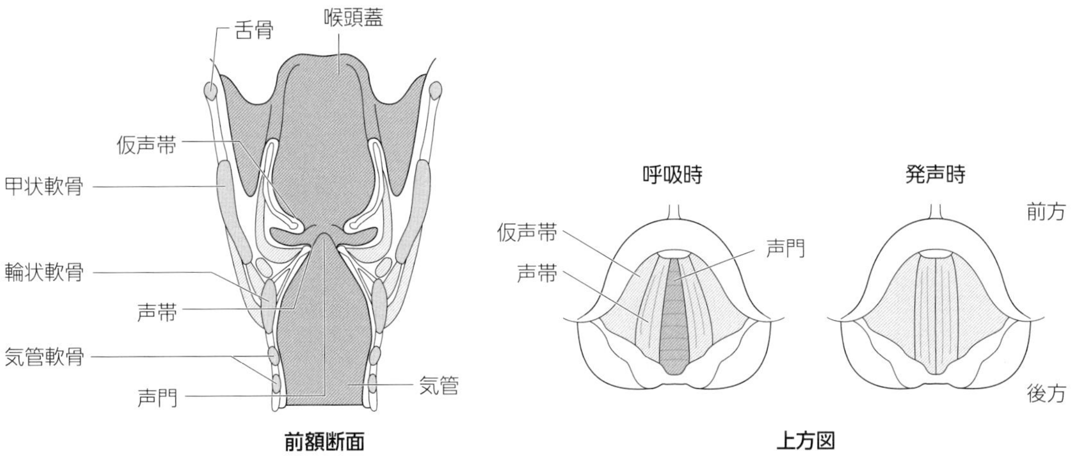

図3-4　喉頭（前額断面）と喉頭の内腔（上方図）

働き	筋名
声門閉鎖	甲状披裂筋（内筋，声帯筋）
	披裂（間）筋（横筋）
	外側輪状披裂筋（側筋）
声門開大	後輪状披裂筋（後筋）
声帯の伸長（前後方向）	輪状甲状筋（前筋）

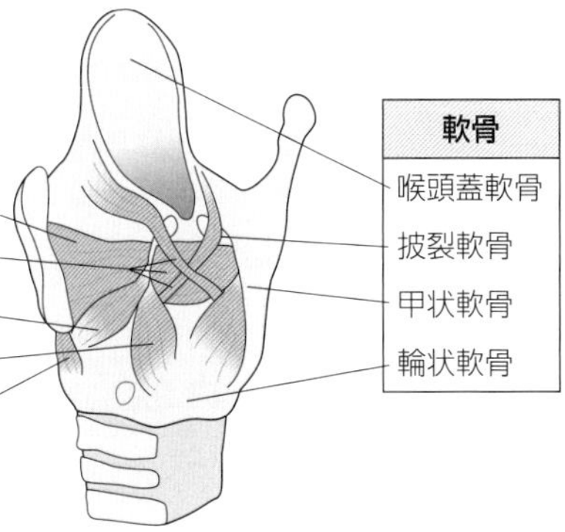

図3-5　喉頭・内喉頭筋（左後面）

ここが重要

【声門の開閉】
声門が開く時には声帯は外転している．反対に声門閉鎖時は声帯が内転する．声門閉鎖は発声時と嚥下（食べ物を飲みこむ）時に生じている．

の隙間を**声門**という．声帯は粘膜に覆われており，内部に筋（声帯筋）が走行している．声門は呼吸時には開いているが，発声時には閉じている．閉じた声門を呼気が通り抜ける際に声帯を振動させ，声を作っている．

③内喉頭筋

主に声門の開閉運動を行う筋を内喉頭筋と呼ぶ（**図3-5**）．喉頭軟骨に付着し，喉頭の中を走行している．5つある内喉頭筋のすべてが迷走神経支配を受ける．甲状披裂筋，披裂筋，外側輪状披裂筋は声門閉鎖筋として働き，後輪状披裂筋は声門開大筋として働く．輪状甲状筋は間接的に声帯を前後方向に伸長させる働きをもち，声を高くすることに作用している．

④外喉頭筋

喉頭の外側に付着して喉頭を支える複数の筋を外喉頭筋と呼ぶ．喉頭の位置を変える際に働く筋群であるが，発声時よりも嚥下時の関与が大きい（⇒**47頁**）．

⑤声帯振動のメカニズム

呼気流によって声帯が振動することにより，声が作られる．これは，呼気の運動エネルギーを音響エネルギーに変換する過程である．この時，声門は閉じている．閉じた声門の間を呼気が通り抜ける際に，声帯は断続的に開閉する．これを**声帯振動**という．声帯振動により，呼気流は断続気流となって粗密波を生じ，音となる．

声帯振動を生じさせるためには，①一定の呼気量，②声門を適度に閉じるための声門閉鎖力が必要である．

声帯音源：声帯振動によって作られた音を声帯音源という．声帯が1秒間に開閉する頻度（声帯振動数）により，声の基本周波数が決まる．

声の強さ：呼気努力と声門閉鎖力により調整する．呼気圧を高めると声の強さは増大する．

声の高さ：声の高さの感覚（ピッチ）は基本周波数で決まる．声帯が前後方向に引き伸ばされて振動部分が薄くなると声帯振動数が上昇し，声が高くなる．

> **つながる知識**
> **【声帯振動】**
> 1回の声帯振動は，左右の声帯が正中で閉じている状態に始まる．声門下に呼気圧が生じると左右の声帯間が開き，声帯の弾性と，声門を呼気が通過する際の吸引力（ベルヌーイ効果）で閉じる．これを繰り返すことで，声帯振動が成立する．一般的に，男性は1秒間に約100〜120回，女性は1秒間に約220〜260回振動する．

(3) 構音・共鳴

①口腔

口の中の空間を**口腔**と呼ぶ．口腔の入り口は**口唇**で，前方から側方には歯が並んでいる（歯列）．口腔の天井は**口蓋**で，床は口腔底（口底）という．口腔底の大部分を舌が占めている．口唇の外側の端を口角という．口唇の閉鎖には口唇周囲の顔面筋が関与する（**図3-6**）．

②舌

舌は筋の塊である．舌は内舌筋と外舌筋に大別される．舌の運動は主に舌下神経により支配されている．

内舌筋：舌内に起始と停止をもつ筋で，舌の形を変化させる．上縦舌筋，下縦舌筋は，舌根部から舌尖に向かって前後方向に走り，舌を短縮する．横舌筋は，舌を左右に横切るように走り，舌の幅を狭める．垂直舌筋は，舌内を上下方向に走り，舌を平らにする．

外舌筋：舌以外の部分から始まって舌に終わる筋で，舌の位置を前後左右，上下の各方向に変える．おとがい舌筋，舌骨舌筋，茎突舌筋などがある．

舌の感覚：

- **触覚**：舌背（舌の上面）には複数の乳頭が存在する．糸状乳頭で触覚を感じ取る．知覚神経は舌の前2/3が舌神経（三叉神経の枝），後ろ1/3が舌咽神経である．
- **味覚**：味を感じ取るための感覚器を味蕾と呼ぶ．味覚を伝える神経は舌の前2/3が鼓索神経（顔面神経の枝），後ろ1/3が舌咽神経である．

③下顎

下顎を動かすことで，構音時の口の開閉と咀嚼運動（ものを咬む運動）を行う．開閉口に関わる筋を咀嚼筋という（**表3-1**）．

④軟口蓋と鼻咽腔閉鎖

口蓋は口腔の天井部分をいい，前方の硬口蓋と後方の軟口蓋に分けることができる（**図3-7**）．**軟口蓋**の内部は筋組織で軟らかく，可動性をもった器官である．口蓋帆挙筋の働きにより軟口蓋が後上方に引き上げられると，軟口蓋が咽頭の後壁と接

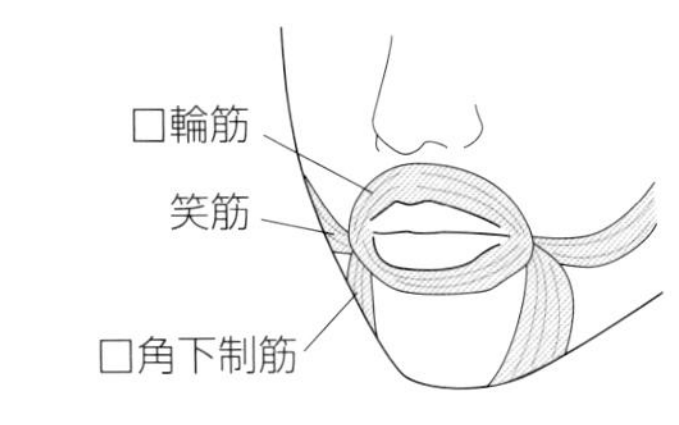

図 3-6　口腔周辺の顔面筋

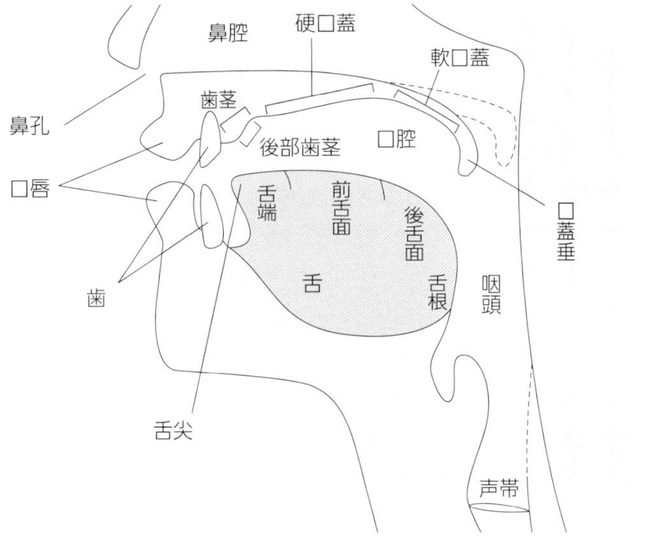

図 3-7　構音・共鳴器官[1]（竹林　滋，1982 より改変）

表 3-1　咀嚼筋

筋名	働き	支配神経
咬筋	閉口	下顎神経（三叉神経第３枝）
側頭筋		
内側翼突筋		
外側翼突筋	開口	

つながる知識

【鼻咽腔閉鎖機能】
嚥下の時にも鼻咽腔閉鎖機能は大切な役割を果たしている．鼻咽腔閉鎖をすることで，食べ物が鼻に逆流しない．

して，上咽頭〔鼻咽腔（⇒ **47 頁**）〕が閉鎖する．この機能を**鼻咽腔閉鎖機能**という．

多くの言語音を構音する際には鼻腔に呼気が漏れないようにするために，鼻咽腔閉鎖を行う必要がある．日本語ではマ行とナ行を構音する際には鼻腔に呼気の一部を通しているが，その他の音では鼻咽腔閉鎖の状態で構音している．

⑤声道

声帯音源は声道を通過することで語音になる．声道とは，声帯から咽頭・口腔を経て口唇あるいは鼻孔までの空間を指す．語音を生成させるために声道の形を変化させたり，声道内に狭めや閉鎖を作ったりする動作を構音動作という．構音動作のために主に使用している器官は，舌，口唇，軟口蓋である．

(4) 国際音声記号（IPA）

言語音を表記するために作られた記号を国際音声記号（IPA）という．日本語だけではなく，世界中の言語音声を表記できる．言語音は母音と子音に分類される．子音の産生時は声道の一部を閉鎖したり，狭めたりする．このことにより，肺からの呼気が声道を通る途中で阻害され，音を作り出している．一方で，母音の産生時は呼気の流れが阻害されない．声道の形を変化させることによって母音の音色が決まる．

①母音

母音は，口唇の丸め（円唇化）を作るか否か，舌の最高点の前後の位置（前舌－中舌－後舌），顎の開きの程度（舌と口蓋との距離：狭－半狭－半広－広）を調整することによって構音される（**図 3-8**）．

日本語（東京方言）の母音は「ア，イ，ウ，エ，オ」の５音である．母音の分類基準にしたがって，IPA 母音の図に重ねると**図 3-9** のようになる．舌の前後の位置からみると，「イ，エ」は前舌母音，「ウ，オ」は後舌母音で，顎の開きの程度からみると，「イ，ウ」は狭母音，「ア」は広母音である．

②子音

声道内に気流を阻止するような明らかな狭めや閉鎖を作ることにより産生する音のことをいう．たとえば，「タ（ta）」という音は［t］と［a］という音素に分解でき，［t］は子音，［a］は母音である．子音は，声帯振動の有無（有声音，無声音），構音点，構音方法，の3つの観点で分類できる．

声帯振動の有無は，その子音の構音するときに声帯が振動しているか否かのことで，声帯振動させながら構音する音を**有声音**，声帯振動を伴わない音を**無声音**という．IPA子音の表（**表3-2**）では，1つのマスの中に2つ並んだ記号のうち，左側は無声音，右側は有声音を示す．

キーワード

【有声音・無声音】
「タ(ta)・ダ(da)」という音の対では，「タ」を作る子音[t]は無声音，「ダ」を作る子音[d]は有声音である．

つながる知識

【[i]の例】
IPA母音（**図3-8**）の左上に記されている[i]は，日本語の「イ」に相当する．非円唇前舌狭母音といい，口唇の丸めはなく，舌の位置は前方，顎の開き具合を狭めて発音する様子を表している．

【[p]の例】
IPA子音（**表3-2**）の左上に記されている[p]は，無声両唇破裂音で，声帯振動がなく，両唇で作られる破裂音であることを意味している．

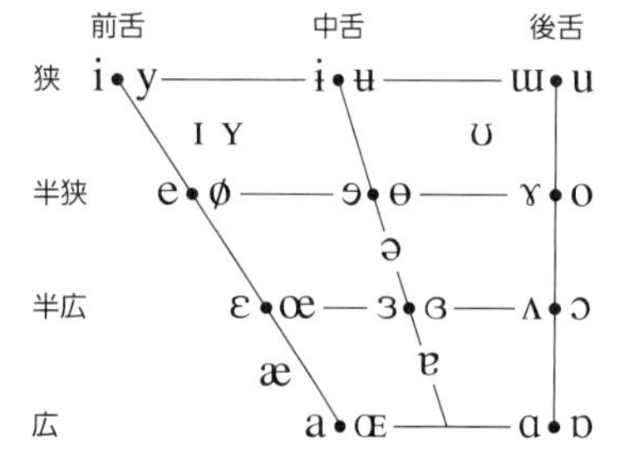

図3-8　国際音声記号（IPA）：母音[4]
（IPA，2020）
記号が対になっている場合，右側の記号が円唇母音を表す．

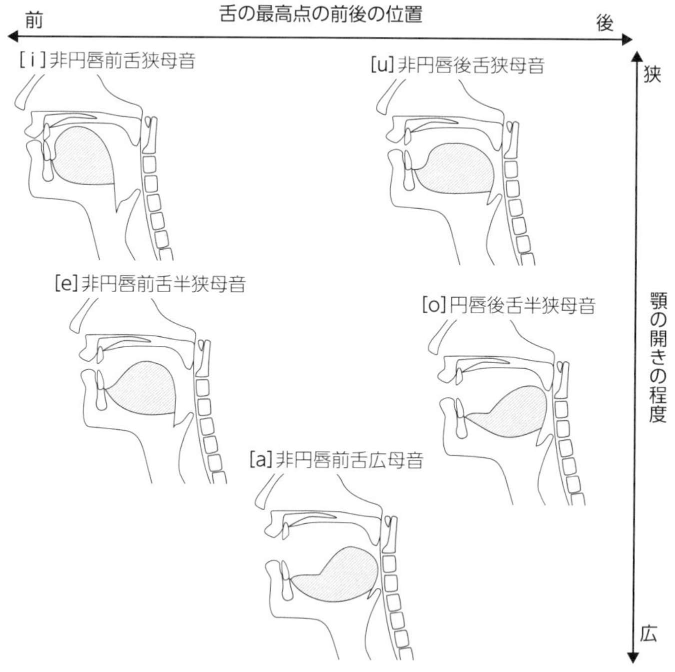

図3-9　日本語の母音における舌の位置[2,3]（参考に作成）

表3-2　国際音声記号（IPA）：子音（肺気流）[4]（IPA，2020）

	両唇音	唇歯音	歯音	歯茎音	後部歯茎音	そり舌音	硬口蓋音	軟口蓋音	口蓋垂音	咽頭音	声門音
破裂音	p b			t d		ʈ ɖ	c ɟ	k ɡ	q ɢ		ʔ
鼻音	m	ɱ		n		ɳ	ɲ	ŋ	ɴ		
ふるえ音	ʙ			r					ʀ		
はじき音				ɾ		ɽ					
摩擦音	ɸ β	f v	θ ð	s z	ʃ ʒ	ʂ ʐ	ç ʝ	x ɣ	χ ʁ	ħ ʕ	h ɦ
側面摩擦音				ɬ ɮ							
接近音		ʋ		ɹ		ɻ	j	ɰ			
側面接近音				l		ɭ	ʎ	ʟ			

枠内で記号が対になっている場合，右側の記号が有声音を，左側の記号が無声音を表す．網かけ部分は不可能と判断された調音を表す．

構音点とは，声道内の気流を阻止する部分のことで，唇，歯茎部，軟口蓋などがある．IPA 子音の表では，横軸に構音点を記し，左から右へ行くに従って，唇から声門へと順に並んでいる．たとえば，上下唇の間で構音する音を「両唇音」，歯茎部と舌端または舌尖の間で構音する音を「歯茎音」という．

構音方法には，構音器官同士が一度完全に閉じる「破裂音」や，構音器官が完全に閉じることはなく狭めが続く「摩擦音」，鼻腔に呼気が流れて生成される「鼻音」などがある．IPA 子音の表では，縦軸に構音方法を配している．

子音には，肺からの呼気を用いて構音する**肺気流**の他に，肺からの呼気を用いずに声道の途中で空気の流れを作り出す**非肺気流**がある．

つながる知識

【非肺気流】
日本語の子音はすべて肺気流だが，非肺気流を用いる言語も存在する．たとえば，舌打ちをした時に出るような音である．

2 摂食嚥下の器官とメカニズム

摂食嚥下に関わる器官には，口腔（舌，下顎，軟口蓋），喉頭，咽頭がある．多くは，前述した呼吸や発声発語に関わる器官と重複しているため，「1）発声発語の器官とメカニズム」（⇒ **41 頁**）を参照してほしい．ここでは，咽頭と外喉頭筋について追記し，摂食嚥下のメカニズムについて説明する．

（1）咽頭

咽頭は気道および消化管の一部である．鼻腔の奥から口腔の奥，食道の入り口に至る空間をイメージしてほしい．咽頭の上端の高さは頭蓋底で，第 6 頸椎の高さが下端（咽頭と食道の境）である．上咽頭（鼻咽腔），中咽頭，下咽頭に区分される（**図 3-10**）．

（2）外喉頭筋

声門の開閉運動に関与する内喉頭筋については前述した．ここでは，外喉頭筋について述べる．外喉頭筋は外側から喉頭を支え，喉頭全体の動きに関連する．舌骨上筋群，舌骨下筋群，咽頭筋群が含まれる．舌骨上筋群は喉頭を引き上げる働きがあり，舌骨下筋群は喉頭を引き下げる働きがある．

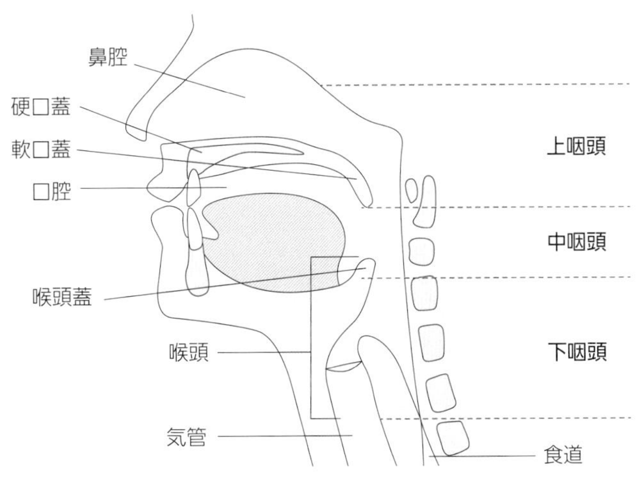

図 3-10　咽頭の構造

（3）摂食嚥下のメカニズム

口腔内にある食べ物（食塊《しょっかい》）を咽頭・食道を介して胃へ送り込む一連の動作を**嚥下**という．つまり，食塊は嚥下運動によって，口腔→咽頭→食道→胃へと移送されていくのである．食塊を咽頭へ送り込むと**嚥下反射**が起こる．この反射によって口腔・咽頭・喉頭の様々な筋がほぼ同時的に働き，食塊は0.7秒ほどで食道へと運ばれていく．

実際の食事では嚥下を行う前に，食べ物を口に入れ，咀嚼する過程が存在する．

表3-3　摂食嚥下の流れ

嚥下モデル			期	食塊や器官の動き	
5期モデル			先行期	食物を認識し，食物を口元まで運ぶ．一口の量や摂食ペース（食べる速さ）を調整する	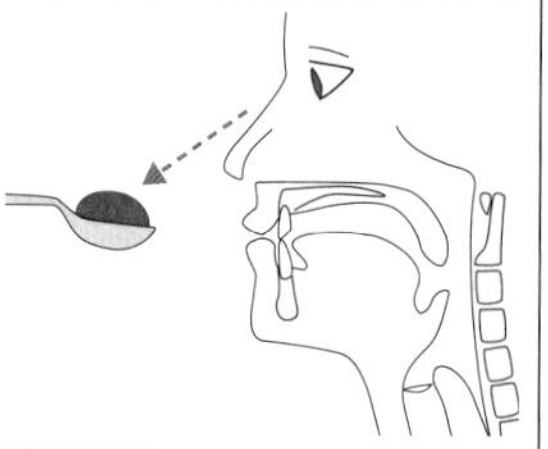
	4期モデル		口腔準備期	口腔内へ食物を取り込み（捕食），咀嚼する．咀嚼には下顎の上下運動だけではなく，舌の複雑な協調運動が必要になる．これは，舌により食物を歯列咬合面へ移動させるためである．また，咀嚼中は口腔内に食塊を保持しておくため，上下の口唇間および，奥舌と軟口蓋間が閉鎖している	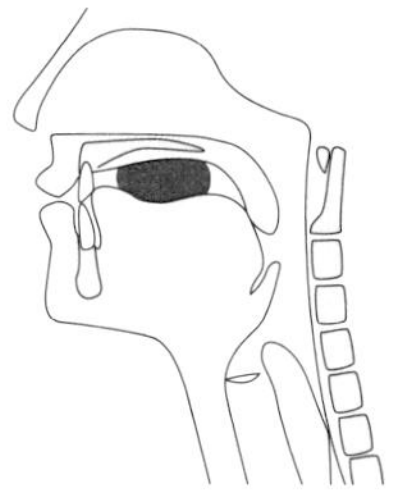
		3期モデル	口腔期	飲み込みやすい形状に咀嚼した食塊を飲み込みやすい形にまとめ，口腔の後方（咽頭方向）へ送る．舌前方部と辺縁部を口蓋へ押し付ける	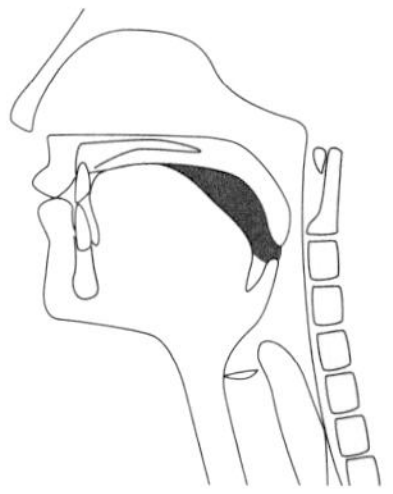
			咽頭期	食塊が咽頭へ到達すると嚥下反射が惹起される．これにより，食塊は咽頭を通過して食道へ移送される．嚥下反射では，①軟口蓋の挙上と後退（鼻腔への通路を閉鎖），②舌骨前上方挙上，③喉頭挙上，④咽頭収縮，⑤**食道入口部開大**（輪状咽頭筋の弛緩）が生じる．咽頭の食塊通過時間は約0.7秒程度で，喉頭挙上と同時に喉頭が閉鎖され，声門を閉じて気道を防御している	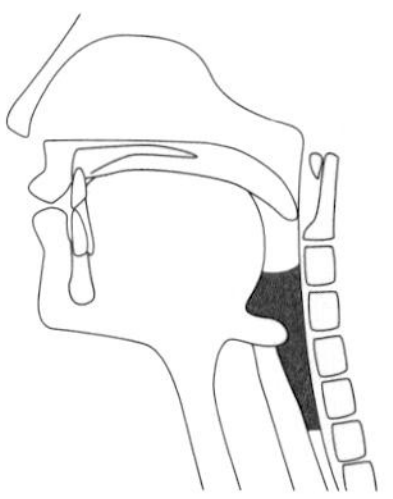
			食道期	蠕動運動によって食塊を食道から胃へ送る	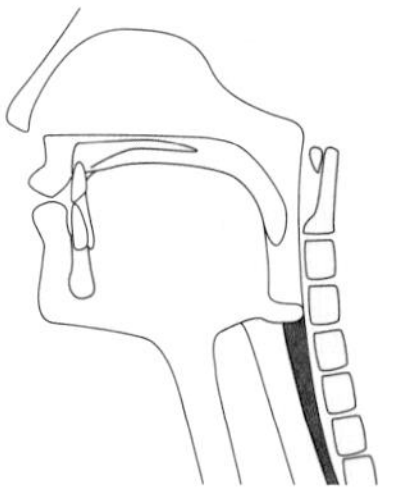

つながる知識

【食道入口部開大】
食道入口部は常時，閉じている．これは，輪状咽頭筋が常に収縮して（働いている）ためである．輪状咽頭筋は嚥下反射が惹起したタイミングのみ弛緩する．この時，同時に喉頭が挙上するために食道の入口部は開大し，食塊が食道へと送り込まれる．

食物の認知に始まり，口腔内への取り込み，咀嚼，嚥下の一連の流れを**摂食嚥下**と呼ぶ．

(4) 嚥下モデル

普段の食事では“固形物を咀嚼して食べる”だけでなく，“液体を飲む”こともあるし，“大きな口で食べる（1口の量が多い）”こともあれば，“ストローで飲水する”こともある．嚥下の仕方は，咀嚼の有無や食べ物の物理的な性質，1口量などで変化することが明らかになっている．そのため，嚥下の動きを説明するための複数の嚥下理論モデルが存在する．

①5期モデル

嚥下運動の機能的側面に加え，食べ物を認識する過程や食べ物を口に運ぶ過程を含み，食事行動全体を捉えようとするモデルである．臨床場面で用いられることが多い．摂食嚥下の流れを**先行期・口腔準備期・口腔期・咽頭期・食道期**の5つの期に分けて説明している（**表3-3**）．

②3期・4期モデル

口腔期・咽頭期・食道期の3期に注目したのが3期モデルである（**表3-3**）．

4期モデルは3期モデルに口腔準備期を加え，**口腔準備期・口腔期・咽頭期・食道期**の4期に区分したものである（**表3-3**）．

③プロセスモデル

咀嚼をして固形物を飲み込む過程を説明したモデルである．固形物は1口として口に入れたすべてを咀嚼し終えてから，そのすべてが咽頭に運ばれるわけではない．咀嚼された食べ物が少しずつ咽頭に送られ，咽頭に食塊が集まってくると嚥下反射が起こる過程を説明している．

2. ことばと脳

脳では，体を動かすための運動指令を出し，触る，見る，聞くなどして体が得た感覚を処理している．その他には，物事を「考える」，経験したことを「記憶する」，行っている課題に「集中する」なども脳の働きによる．このように，脳には様々な機能があるが，ここでは特に「ことば」を理解し，表出する過程と関係のある，大脳と脳神経を中心に解説していく．

1 神経系

神経系は中枢神経と末梢神経に分けられる（**図3-11**）．**中枢神経**は脳と脊髄からなり，脳は大脳・間脳・脳幹・小脳・大脳基底核に区分される．**末梢神経**は体性神経と自律神経に二分され，体性神経には**脳神経**と**脊髄神経**がある．脳神経は脳に出入りする12対の神経であり，頭部・顔面部に分布する．脊髄神経は脊髄に出入りする31対の神経で，体幹・上下肢に分布する．

(1) 大脳

大脳は左右の半球に分かれる．左右の**大脳半球**は**脳梁**という太い交連線維でつながっている．大脳の表面を大脳皮質という．これは，神経細胞の細胞体の集合部分（灰白質）である．大脳皮質の「しわ」の隆起部分を**脳回**，凹み部分を**脳溝**という．大脳皮質の下層は神経線維の束（白質）でできている．

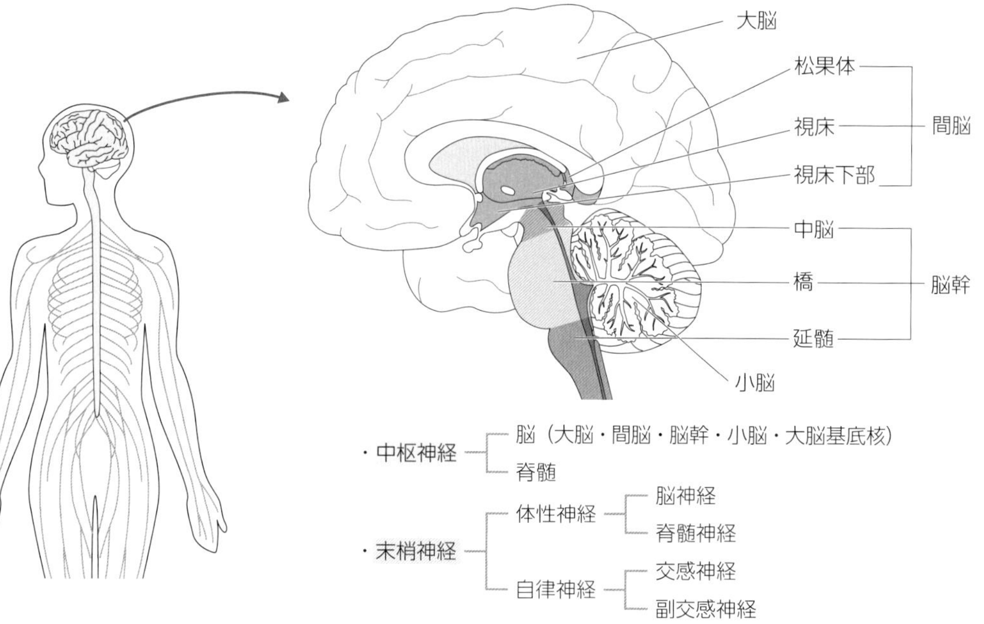

図3-11　神経系の構造

> **ここが重要**
>
> **【大脳皮質】**
> 大脳皮質は，左右の大脳半球が向かい合っている面を内側面，外側の面を外側面と呼ぶ．

①大脳皮質

前頭葉，頭頂葉，側頭葉，後頭葉の4つに分けられる（**図3-12**）．大脳皮質には中心溝，シルヴィウス裂（外側溝），頭頂後頭溝の3つの深い脳溝があり，前頭葉と頭頂葉を分けるのは中心溝，前頭葉と側頭葉を分けるのはシルヴィウス裂，頭頂葉と後頭葉を分けるのは頭頂後頭溝である．

②大脳白質

大脳皮質は灰白質（神経細胞の細胞体が集合した部分）であるが，その深部は白質（神経線維の束）である．神経線維束は，交連線維，連合線維，投射線維の3種に分けられる．①交連線維は左右の大脳半球間を，②連合線維は同側大脳皮質の様々な部位を，③投射線維は大脳皮質と大脳基底核・脳幹・小脳・脊髄とをそれぞれつないでいる．

③大脳の血管支配

心臓から送り出された血液は，大動脈弓から分枝した総頸動脈，椎骨動脈を経て脳に供給される．**総頸動脈**からは**内頸動脈**が分枝し，その後に**前大脳動脈**と**中大脳動脈**に分かれる．**椎骨動脈**は頭蓋底で左右の動脈が合わさり，一本の脳底動脈になる．脳底動脈からは**後大脳動脈**が分枝する．

①前大脳動脈は，前頭葉と頭頂葉の内側面に分布する．

②中大脳動脈は，大脳半球の外側面に分布する．

③後大脳動脈は，後頭葉と側頭葉の一部に分布する．

①〜③によって，大脳皮質は灌流（血液が巡ること）されている（**図3-13**）．

内頸動脈と椎骨動脈は，**ウィリス動脈輪**と呼ばれる環状の血管を形成している．

> **キーワード**
>
> **【ウィリス動脈輪】**
> ①左右の前大脳動脈の間の前交通動脈，②中大脳動脈と後大脳動脈の間の後交通動脈，③内頸動脈，④前大脳動脈，⑤後大脳動脈は，環状の形をしており，ウィリス動脈輪と呼ばれる．

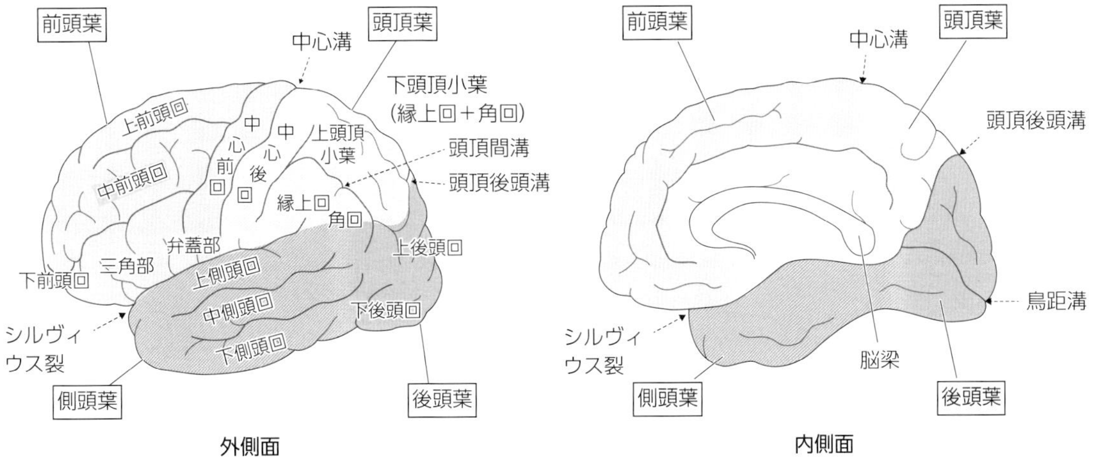

図 3-12　大脳（4 つの脳葉と脳回・脳溝）

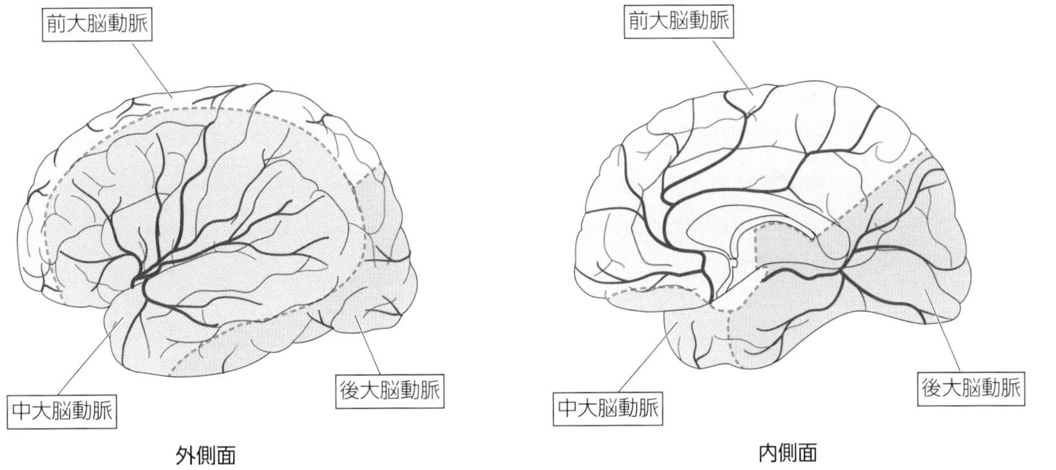

図 3-13　大脳の血管支配[6]（Peter Duus, 1988 より改変）

（2）大脳基底核

大脳白質の中に存在する灰白質の部分が大脳基底核である（**図 3-14**）.「核」というのは神経核のことで，神経細胞体が塊状に集まっている場所である．大脳基底核は尾状核，被殻，淡蒼球，視床下核，黒質からなる（黒質のみ中脳大脳脚の背部にある）．大脳基底核と大脳の間には，大脳皮質からの入力を受ける経路と，視床を介して大脳皮質へ出力する経路がある．大脳基底核は主に運動の制御に関与しており，運動が円滑に行われるためには，大脳基底核と大脳基底核に入出力する回路の働きが必要である．

（3）間脳

間脳は大脳半球と中脳の間にある．灰白質の塊で，**視床上部（松果体）**，**視床**，視

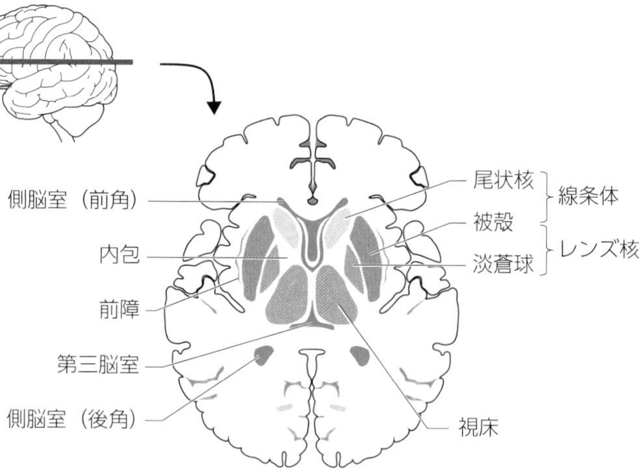

図3-14　大脳基底核（水平断）[5]（医療情報科学研究所，2017より改変）

床下部からなる．視床は**感覚情報の処理**と**運動の制御**に関与しており，大脳と脊髄・脳幹・小脳をつなぐ中継所である．

(4) 脳幹

脳幹は**中脳**，**橋**，**延髄**からなる（**図3-11**）．最上部の中脳は間脳につながり，最下部の延髄は脊髄につながっている．脳幹には12対ある**脳神経**のうち，第Ⅲ脳神経（動眼神経）～第Ⅻ脳神経（舌下神経）の**神経核**が存在する．また，脳幹には**随意運動の伝導路**が通っている．

(5) 小脳

脳幹の後方に位置する．正中部の小脳虫部と，左右の小脳半球に分けられる．脳幹や大脳とつながりがあり，**協同運動の中枢**の役割を担っている．

(6) 神経伝導路

末梢器官が受けた刺激を脳に伝えたり，情報を脳から筋に伝えたりするための神経の経路を（神経）**伝導路**という（**図3-15**）．

①下行性（遠心性）伝導路

筋を随意的に動かすための運動指令は一次運動野で出され，筋に至る．①中枢神経→②末梢神経→③筋という方向に情報が伝わる．中枢から末梢へ運動指令を伝える神経経路を指す．

②上行性（求心性）伝導路

感覚情報は，①感覚器→②末梢神経→③中枢神経の方向に伝達される．

③上位・下位運動ニューロン

一次運動野から始まる運動指令を伝えるための下行性伝導路（運動神経）は，上位運動ニューロン→下位運動ニューロンの順につながっている．脳幹運動神経核あるいは脊髄前核細胞より上を上位運動ニューロン，それより下を下位運動ニューロンと呼ぶ．

上位運動ニューロンは**錐体路**ともいう．錐体路は，皮質延髄路と皮質脊髄路に2分される．両者は同じ経路をたどるが，**皮質延髄路**は脳幹に神経核をもつ脳神経に

つながる知識

【感覚情報の処理】
嗅覚以外のすべての知覚は，末梢感覚器官に始まる感覚神経によって視床に伝えられ，視床から大脳へ投射している．聴覚情報は視床から大脳皮質の聴覚野（上側頭回）へ送られる．視覚情報は視床を通って視覚野（後頭葉の鳥距溝周囲）に至る．

キーワード

【神経核】
神経核とは神経細胞体が集まっている場所のことをいう．脳幹では，脳神経の運動神経が起始し，知覚神経が終止する．

ここが重要

【運動ニューロン】
四肢筋への運動指令は一次運動野に始まり，放線冠→内包→中脳→橋→延髄（錐体交叉）→脊髄へと下行して脊髄前角細胞へ至る（ここまでが上位運動ニューロン）．その後，下位運動ニューロン（脊髄神経）へシナプスを変えて筋へ至る．発声発語，嚥下に関わる運動指令は脳幹までは同じ経路をたどる．脳幹において，上位運動ニューロンはそれぞれの脳神経核で下位運動ニューロン（脳神経）に接続する（**図3-15**，**図3-20**）．

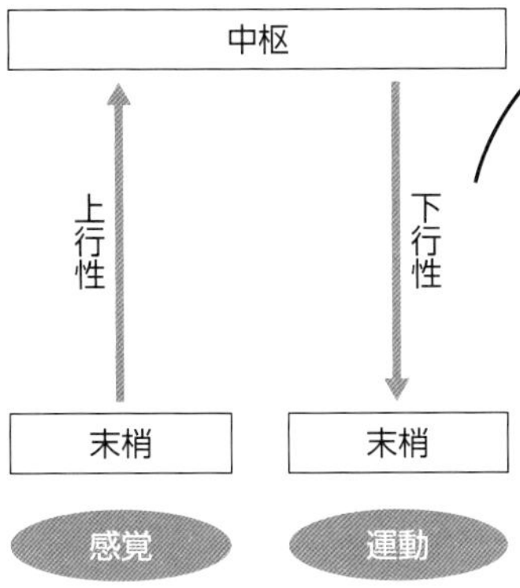

→下行性伝導路の分類

		経路	働き
錐体路	皮質延髄路	運動野 →内包 →脳幹の神経核	発声発語器官の運動
	皮質脊髄路	運動野 →内包 →延髄の錐体 →脊髄	身体運動
錐体外路		運動野 →大脳基底核	運動の調整

図3-15　神経伝導路

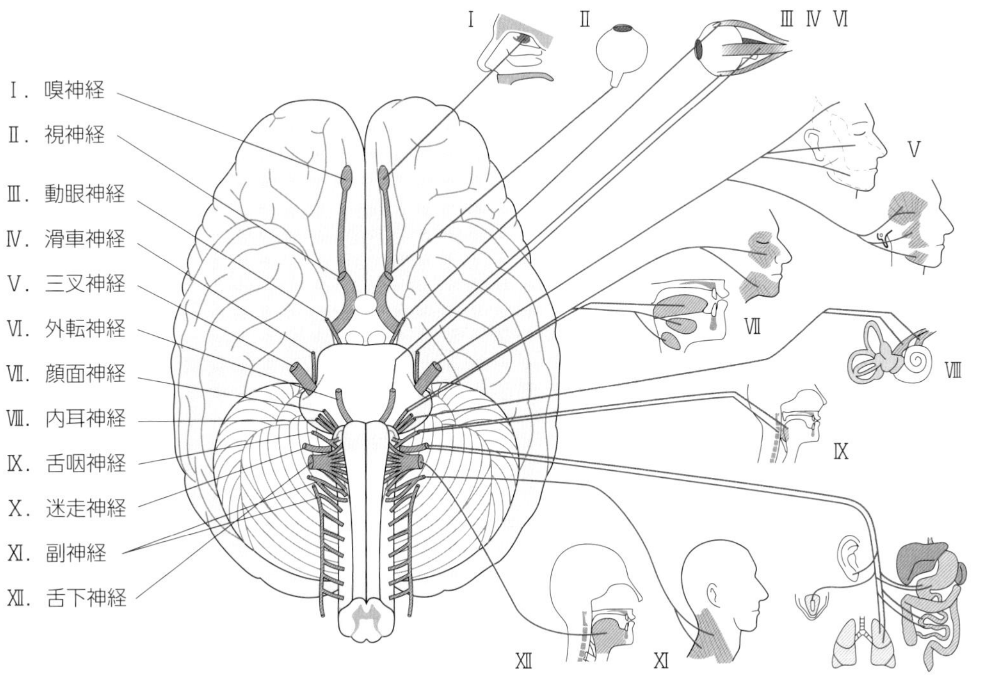

図3-16　脳神経（大脳の底面から見た図）[6]（Peter Duus, 1988を参考に作成）

接続し，発声発語や嚥下に関わる．**皮質脊髄路**は脊髄前角細胞に始まる脊髄神経に接続し，四肢・体幹の運動に関わる．

(7) 脳神経

脳神経は末梢神経系の一種で，脳幹と筋や皮膚・感覚器をつなげている．左右12対あり，それぞれの脳神経にⅠ～Ⅻの番号がついている．第Ⅰ・Ⅱ脳神経は，大脳と直接連絡している．第Ⅲ～Ⅻ脳神経は，脳幹に脳神経核をもち，各神経核と頭頸部の筋や感覚器官とをつなぐ（**図3-16**）．

2 脳の構造と機能

(1) 側性化

脳は運動や感覚・知覚のほかに，言語や記憶，空間認知などの様々な機能をもつ．このような認知機能の中には，左右どちらかの大脳半球で主にその処理が行われることがあり，これを**脳の側性化**と呼ぶ．また，その役割を担う大脳半球を**優位半球**という．

多くの人で言語，計算，行為は左半球が優位で，空間性注意（方向や空間に適切に注意を向ける機能）や相貌認知（人の顔を認識する機能）は右半球が優位である（**図 3-17**）．側性化は利き手と関連するといわれ，左利きの人は右利きの人と異なる場合がある．しかし，言語の左半球優位性は高く，右利きの人の 90％以上，左利きの人でも 70％近くが左半球に言語機能をもつ．

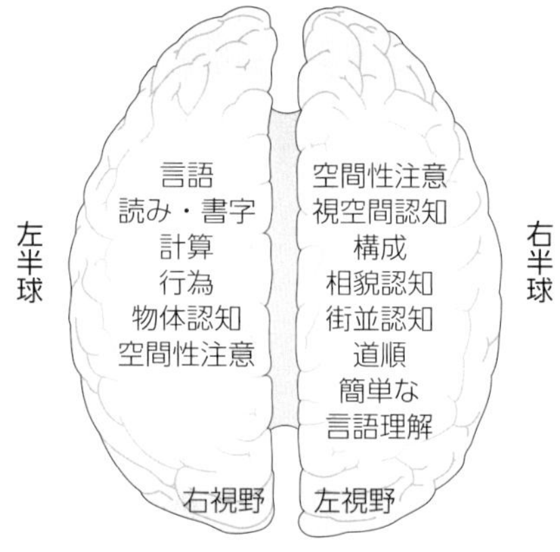

図 3-17 大脳半球の側性化[7]
（石合純夫，2022 より改変）

(2) 機能局在

「(1) 側性化」で左右の半球で働きが違う部分があることを述べたが，半球内においても場所ごとに担う機能が異なる．ある領域が特定の機能をもつことを**機能局在**という（**表 3-4，図 3-18**）．たとえば，中心前回は**一次運動野**と呼ばれ，運動指令の機能を担っている．**一次感覚野**には触覚，視覚，聴覚などの感覚の知覚に関わり，それぞれに対応した部位がある．一次

つながる知識
【機能局在と脳損傷】
脳血管障害などで脳の一部を損傷すると損傷部位に応じて特定の症状が出現する．

表 3-4 主な機能局在

脳葉	部位	一次領野／連合野	機能
前頭葉	中心前回	一次運動野	運動の指令
	前頭前野，運動前野，補足運動野，ブローカ野	前頭連合野	注意・遂行機能 発話 社会的認知
	前頭弁蓋部，島	一次味覚野	味覚
側頭葉	横側頭回（ヘシュル回）	一次聴覚野	聴覚
	上・中・下側頭回，前部側頭葉，ウェルニッケ野	側頭連合野	言語理解 概念 記憶 視覚認知
頭頂葉	中心後回	一次体性感覚野	皮膚知覚，深部感覚
	上頭頂小葉，下頭頂小葉（角回・縁上回）	頭頂連合野	視空間認知 感覚統合 行為
後頭葉	鳥距溝周囲	一次視覚野	視覚
	紡錘状回，舌状回，後頭回	後頭連合野	視覚認知 読字

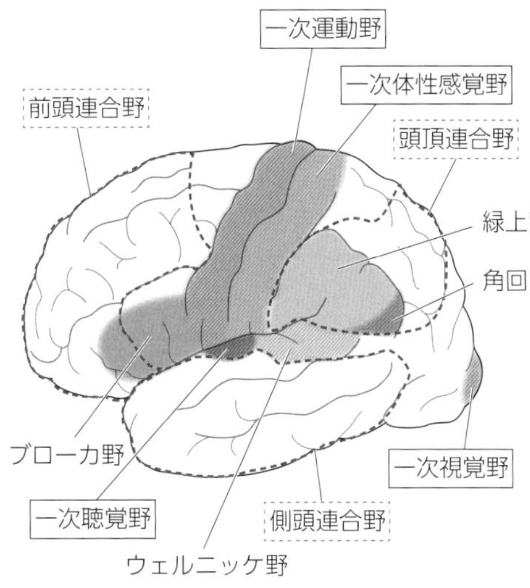

図 3-18　大脳の機能局在[8]
（河田光博，2017 を参考に作成）

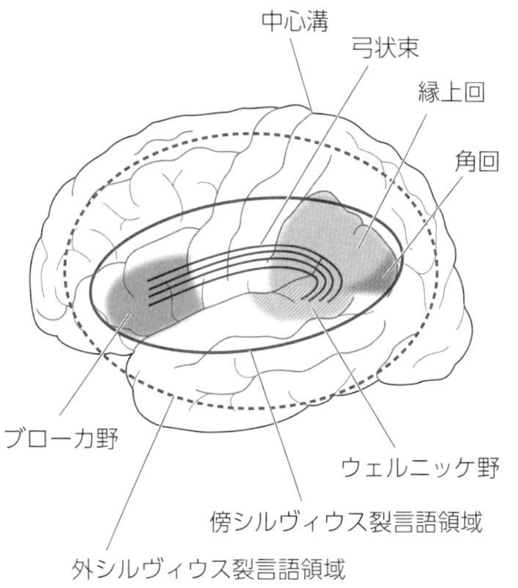

図 3-19　言語機能に関連する部位[9]
（塚田裕三，1977 を参考に作成）

運動野・一次感覚野を除く大脳皮質は**連合野**と呼ばれる．この部位では，様々な感覚や情報が統合・処理されている．その全貌は明らかになっていないが，ことばを話したり，物事を理解したりするためには，連合野の働きが必要である．主な連合野の機能を**表 3-4** にまとめた．また，複数の機能領域は神経ネットワークを通して連動して働くと考えられている．

3 ことばを支える神経

ことばを理解するためには，耳で聞いた言語音を「ことば」として認識し，意味を解読する必要がある．また，音声言語を表出するためには，頭の中で発話したい内容をイメージして，それを「ことば」に置き換え，実際に発話運動するという一連の流れがある．脳内でことばの意味を解読したり，発話意図を言語化したりする機能を**言語機能**という．脳内で処理される言語機能と発話運動のための神経機構について解説する．

（1）言語機能（言語の理解・産生）

言語機能を担う脳の領域を言語野という（**図 3-19**）．言語優位半球では様々な部位が「語音の認知」「発話運動のプログラミング」などの個別の言語機能や，言語に関連する情報を統合する機能を担っている．つまり脳の中にはいくつもの言語野が存在する．それらは複数のネットワークでつながりをもっていることが明らかになってきている．

ブローカ野：左下前頭回の三角部と弁蓋部をあわせて，ブローカ野と呼ぶ．発話運動の中心あるいは運動言語中枢と呼ばれてきた．ただし，ブローカ野に限局した損傷では発話の症状が顕著に表れないことから，ブローカ野だけでなく，中心前回下部を含むブローカ野周辺で発話を調節する役目を担っていると考えられている．

つながる知識
【ブローカ】
Broca (1824-1880) は，左下前頭回の損傷により失語症が生じることを発表し，この領域をブローカ野と名付けた.

また，ブローカ野は文法処理に関わっていることが明らかになり，文法中枢とも呼ばれる．

ウェルニッケ野：左上側頭回後方にウェルニッケ野がある．一次聴覚野に入力された音声情報を処理して意味理解につなげていると考えられており，聴覚的言語理解の中枢と呼ばれる．

つながる知識
【ウェルニッケ】
Wernicke（1848-1905）は，左側頭葉（ウェルニッケ野）の損傷による理解障害を主とする失語症を報告した．

角回：下頭頂小葉の一部で，書字言語との関連が深い．視覚や聴覚などの複数の神経回路の中継点となり，視覚情報や聴覚情報，触覚情報の統合に関与している．文字を読む・書くという機能は，視覚，聴覚，運動覚などの体性感覚を連合して行われる．

縁上回：下頭頂小葉の一部で，角回の前方に位置する．ウェルニッケ野と前頭葉の発話に関連する領域とをつなぐ場所で，聞いた言語音を復唱するための中継点であると考えられている．言語音の同定や選択にも関与する．

弓状束：ウェルニッケ野からブローカ野へ言語情報を伝達する神経経路である．

傍シルヴィウス裂言語領域：シルヴィウス裂を囲む言語野と言語野を結ぶ神経束を総称して傍シルヴィウス裂言語領域という．ウェルニッケ野，縁上回，ブローカ野とそれらをつなぐ弓状束などを指す．ウェルニッケ野［音韻を処理し，意味理解につなげる機能］，縁上回［音韻の選択機能］，ブローカ野・中心前回［音韻操作の機能・音韻から構音への変換機能］が相互に関係し合うことで，音韻の処理・復唱を行う．

外シルヴィウス裂言語領域：傍シルヴィウス裂言語領域を取りまく言語野をいう．意味の処理や喚語（物の名前を表出すること）に関連すると考えられている．意味へのアクセスにはウェルニッケ野の後下方領域，中前頭回，側頭葉前部が重要と考えられており，多くの領域が関わっている．

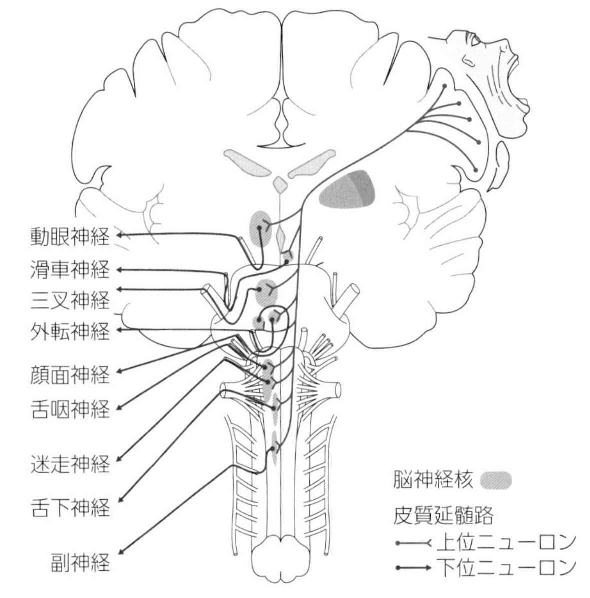

脳神経		運動神経核の位置	働き
V	三叉神経	橋	咀嚼運動（開口・閉口）
VII	顔面神経		顔面の表情 口唇閉鎖
IX	舌咽神経	延髄	咽頭の収縮
X	迷走神経		軟口蓋の挙上 声帯運動 咽頭の収縮
XII	舌下神経		舌運動

図3-20　発話運動に関わる伝導路と脳神経[10]〔馬場元毅，2009（左図）〕

(2) 発話運動機能

発話をするためには,「(1) 言語機能 (言語の理解・産生)」(⇒ **55頁**) で述べた脳内の言語処理後に, 実際に発声・構音器官を動かして言語音を表出する.「1) 発声発語の器官とメカニズム」(⇒ **41頁**) では, 発話の際に用いている呼吸・発声・構音器官について述べた. ここでは, 発話のために運動器官をどのように動かしているのか, その神経経路について整理する (**図3-20**).

発話運動に関わる下行性 (中枢から末梢に向かって情報を伝達する) 伝導路は, 皮質延髄路→脳神経→発声発語器官という方向に運動指令を伝える.

皮質延髄路 (中枢の神経路): 上位運動ニューロン. 大脳皮質の中心前回に始まる内包, 中脳大脳脚を通って, 橋や延髄の脳神経の運動核に至る.

脳神経 (末梢の神経路): 下位運動ニューロン. 脳神経核に始まり, 発声器官・構音器官の筋に至る. 発声運動に関わる主な脳神経は第X脳神経 (迷走神経) で, 構音運動に関わる主な脳神経は第V, Ⅶ, Ⅸ, Ⅻ脳神経 (三叉, 顔面, 舌咽, 舌下神経) である.

文献

1) 竹林　滋：英語音声学入門. p13, 大修館書店, 1982.
2) 千葉　勉・他著：母音―その性質と構造. p86, 岩波書店, 2003.
3) 山本一郎・他監修・解説, EPG研究会製作・著作：目で見る日本語の産生－エレクトロパラグラフィ (EPG) を用いて, フリークセブン KK, 2014.
4) International Phonetic Association (IPA) ホームページ. http://www.internationalphoneticassociation.org/IPAcharts/IPA_chart_trans/pdfs/IPA_Kiel_2020_full_jpn.pdf (2023年4月14日閲覧)
5) 医療情報科学研究所：病気が見える vol7. 脳・神経　第2版. p43, メディックメディア, 2017.
6) Peter Duus 著, 花北順哉訳：神経局在診断　第3版, 文光堂, 1988.
7) 石合純夫：高次脳機能障害学　第3版, p8, 医歯薬出版, 2022.
8) 河田光博・他：人体の正常構造と機能　Ⅷ神経系 (1), 日本医事新報社, 2017.
9) 塚田裕三編：別冊サイエンス. サイエンスイラストレイテッド4. 脳. 日本経済新聞社, 1977.
10) 馬場元毅：絵で見る脳と神経　第3版. p114, 医学書院, 2009.

(秦　若菜)

3. きこえとバランス感覚のメカニズム

耳には, きこえを司る聴覚器とバランス感覚を司る平衡器がある. 聴覚器が障害されると難聴が生じて「きこえない, きこえにくい」という症状が生じ, 平衡器が障害されると「めまい」を起こして姿勢の保持が困難になる.

1 音と人のきこえ

音には, 様々な高さと大きさがあり, 高さは周波数 (Hz：ヘルツ), 大きさは音圧 (dB：デシベル) で表される. オージオグラムは, 横軸に高さ (周波数), 縦軸に大きさ (聴力レベル) を表したもので, 人のきこえの状態を表す (**図3-21**).

人は, 約20～20,000 Hzの高さの音を聞き取ることができるが, 日常生活の話声は, 125～8,000 Hzの領域に含まれる. なお, **図3-21**のバナナ形の枠は人の会話域 (スピーチバナナ) を指し,「ア, イ, ウ, エ, オ」の母音は主に低～中周波数帯域, ナ行やマ行の鼻音は低周波数帯域, サ行は高周波数帯域に音響エネルギーをもつ. すなわち, 難聴の程度だけでなく, どの周波数の音が聞こえにくいかによっても,

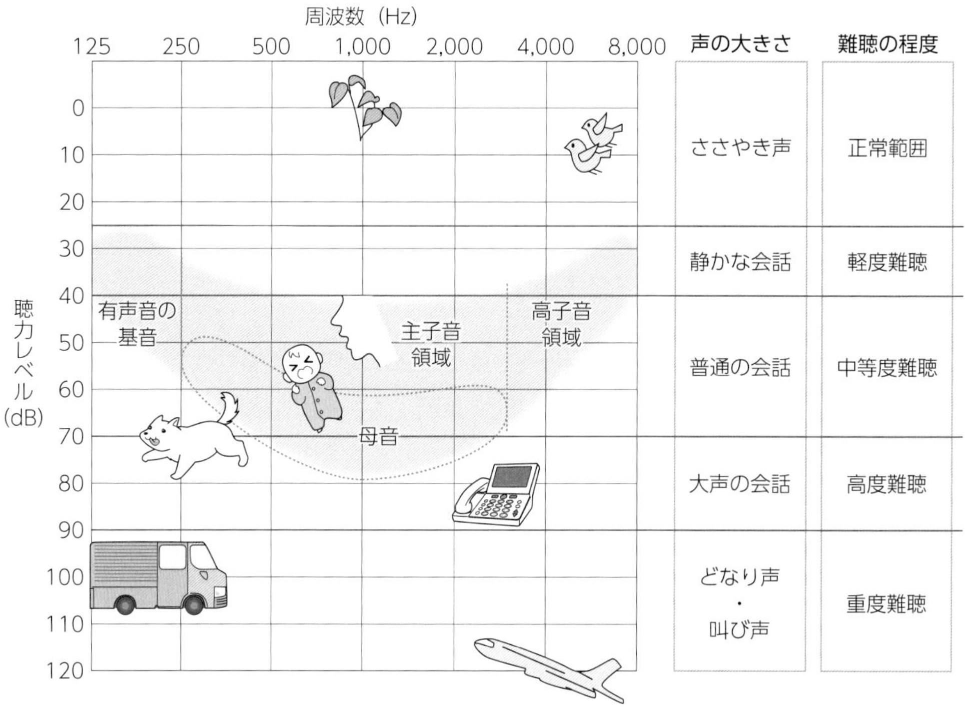

図3-21　身近な生活音と言語音[1,2]（参考に作成）
有声音の基音：有声音の基音や/m/, /n/などの鼻音
主子音領域：/k/, /g/, /t/, /d/, /p/, /b/などの破裂音や破擦音
高子音領域：/s/, /f/などの無声摩擦音

環境音やことばの聞こえ方が異なる．音の大きさは，20歳代の健康な人が聞き取ることが可能な大きさの平均を0 dB（HL）と定めて，値が大きくなるほど大きな音と感じ，120 dB近くになると痛覚が生じ，我慢できない大きさとなる（不快レベル）．一般に25 dB未満を正常範囲とし，25 dB以上40 dB未満を軽度難聴，40 dB以上70 dB未満を中等度難聴，70 dB以上90 dB未満を高度難聴，90 dB以上を重度難聴と判定している（日本聴覚医学会）．

2 聴覚器官の構造と機能

空気の振動によって生じる物理的なエネルギーは，外耳と中耳で増強されながら伝達され，その後，内耳で電気信号に変換されて電気的エネルギーとなり，聴神経を経由して脳の聴覚中枢に伝達されることで，「音」として知覚される．外耳・中耳は音を伝える伝音器官，内耳から聴覚中枢までは感音器官とされる（**図3-22**）．伝音器官が障害されると伝音難聴，感音器官が障害されると感音難聴が生じる（**⇒103頁**）．

ここが重要
【聴覚器官の構造と働き】
しっかりと把握して，疾患とのつながりを理解することが重要である．

聴覚器官は，外耳，中耳，内耳，後迷路から成り立っている．

(1) 外耳

外耳の主な機能は，「**集音**」と「**共鳴**」である．外耳は，耳介と外耳道からなる．耳介は，外界の音を集音する機能をもつ．頭部の回転と合わせて，音源の方向を

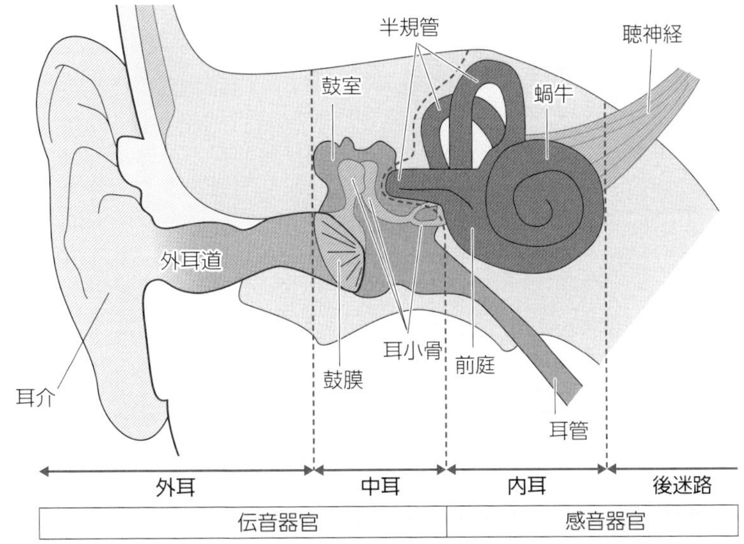

図3-22　聴覚器官

同定するのにも役立つ．

外耳道は，長さ約 2.5〜3.5 cm，直径約 0.8 cm のやや弯曲した管である．音を鼓膜に伝える通路であるが，この菅を通る間に共鳴効果により 2,000〜4,000 Hz 付近の音を 10〜20 dB 増幅する．この外耳道共鳴効果は，外耳道容積や形状に影響され，小児の場合と成人の場合で異なる．

(2) 中耳

中耳の主な機能は，**「伝音」**と**「増音」**である．そして**「体内と体外の空気圧の平衡を保つこと」**も行っている．中耳は，鼓膜と内耳の間の空気で満たされた空間（中耳腔）であり，鼓膜，鼓室（耳小骨，耳小骨筋），耳管，乳突洞，乳突蜂巣からなる．

鼓膜は，外耳道と中耳腔をへだてる約 0.1 mm の乳白色の薄い膜で，直径 8〜10 mm の楕円形をしており，太鼓の皮のように振動することで，音を伝える．鼓膜のすぐ内側の空間を鼓室といい，そこに**3つの耳小骨**がある．

耳小骨は，鼓膜の上半部に付着している**ツチ骨**，**キヌタ骨**，**アブミ骨**の順に関節でつながっており（**耳小骨連鎖**），音を物理的に振動で伝える．**アブミ骨**は，内耳との接点である**前庭窓（卵円窓）**に付着しており，アブミ骨が振動することで，内耳に音の振動を伝えている．内耳の中はリンパ液で満たされているので，空気中の音の伝搬よりも効率が悪い．中耳は，音をより増音して内耳に伝える機能を果たす．この増音は，鼓膜の面積と，内耳と接するアブミ骨底の面積比，そして，耳小骨のテコの原理によって行われており，約 27.5 dB 程度増音させている．さらに，鼓室と内耳の間には，**蝸牛窓（正円窓）**といわれるもう一つの内耳窓（膜）があり，2つの窓が振動を効率よく伝えるように機能している．

耳管は，鼓室から上咽頭に向かって伸びる細い管である．上咽頭にある耳管開口部は，普段は閉じているが，嚥下運動やあくびなどにより開閉し，大気圧と中耳腔

つながる知識

【耳小骨の形】
耳小骨は人間の骨の中で最も小さい骨といわれており，それぞれ，槌，砧，鐙の形に似ているので名付けられている．一度，由来となった物を確認してみよう．

ここが重要

【アブミ骨の2つの働き】
アブミ骨は振動することで内耳に音を伝える働きに加え，アブミ骨に付着した**アブミ骨筋**（顔面神経支配）により，強大音の持続的曝露を制御する働きもある．

つながる知識

【耳小骨筋反射検査】
強大音に対するアブミ骨筋の反射を測定する検査であり，反射がみられない場合には，耳小骨に何らかの問題がみられることが推測される．

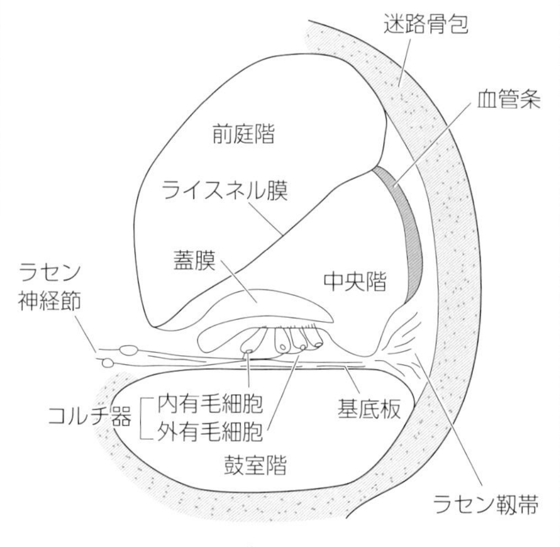

図3-23　蝸牛（断面）[3]（喜多村　健，2002より改変）

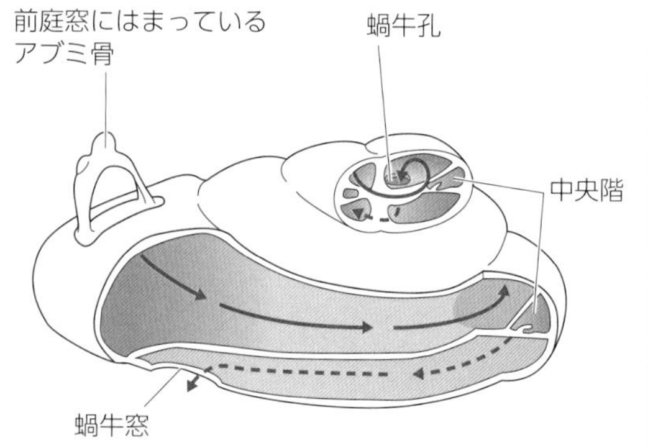

図3-24　蝸牛（右）[4]（切替一郎，2022より改変）
実線の矢印の通る場所は前庭階，破線の矢印の通る場所は鼓室階である．矢印の方向に音が伝わる．

の圧の平衡を保ち，鼓膜を振動しやすい状態に保っている．

乳突洞，乳突蜂巣は，空気の通り道で耳管と同様，気圧の平衡に関与するが，成長につれて発達するといわれている．

(3) 内耳

内耳の主な機能は，**物理的エネルギーを電気的エネルギーに変換する**ことである．内耳のうち，聴覚を司るのは**蝸牛**である．

蝸牛は，2回転半のカタツムリの殻の形をしている．蝸牛を伸ばすと約32～34 mmの長さとなる．蝸牛の中は3つの空間（前庭階，中央階，鼓室階）に分かれている（**図3-23**）．

前庭階，**鼓室階**は外リンパ液を含み，その間に内リンパ液を含む**中央階（蝸牛管）**がある（**図3-23**）．アブミ骨の付着した前庭窓が振動して，前庭階の外リンパ液に振動（進行波）を伝える．前庭階は，蝸牛頂で，鼓室階に通じており，蝸牛頂まで行った振動は，鼓室階を通って，中耳との境である蝸牛窓に向かって進んでいく（**図3-24**）．

中央階は，ライスネル膜（前庭階との境），**基底板**（鼓室階との境），血管条に囲まれ，基底板の上に**コルチ器（ラセン器）**がのっている．コルチ器が，基底板の物理的振動（音）を，神経に伝えるための電気信号に変換する重要な感覚器官である．コルチ器の基底板上には，1列の**内有毛細胞**（3,500個）と3列の**外有毛細胞**（12,000個）があり，それらの有毛細胞を覆う**蓋膜**がある．基底板の振動により有毛細胞が傾き，蓋膜との間にずれ運動が生じる．これにより，音の物理的エネルギーが，電気的エネルギーに転換される．この電気エネルギーは，有毛細胞の底部にある**蝸牛神経**を通って脳へと伝達される．

つながる知識

【内耳の機能】
内耳は聴覚器と平衡器から構成される．聴覚器には蝸牛があり，音を感知している．平衡器には前庭と半規管があり，前庭は重力や直線加速度，半規管は回転加速度を感知している．

【蝸牛の振動】
蝸牛の回転部分を，底から上部に向かって，基底回転，中回転，頂回転という．基底回転部は高周波数，頂回転部は低周波数の振動を検知する．これは基底板の幅が蝸牛底部で狭く，蝸牛頂部で広くなるために起こる．

(4) 後迷路（図3-25）

蝸牛神経は，内有毛細胞から**ラセン神経節**を通って，脳幹の**蝸牛神経核**，対側上**オリーブ核**，**外側毛帯**，中脳の**下丘**，間脳の**内側膝状体**を経て，大脳の側頭葉，**横**

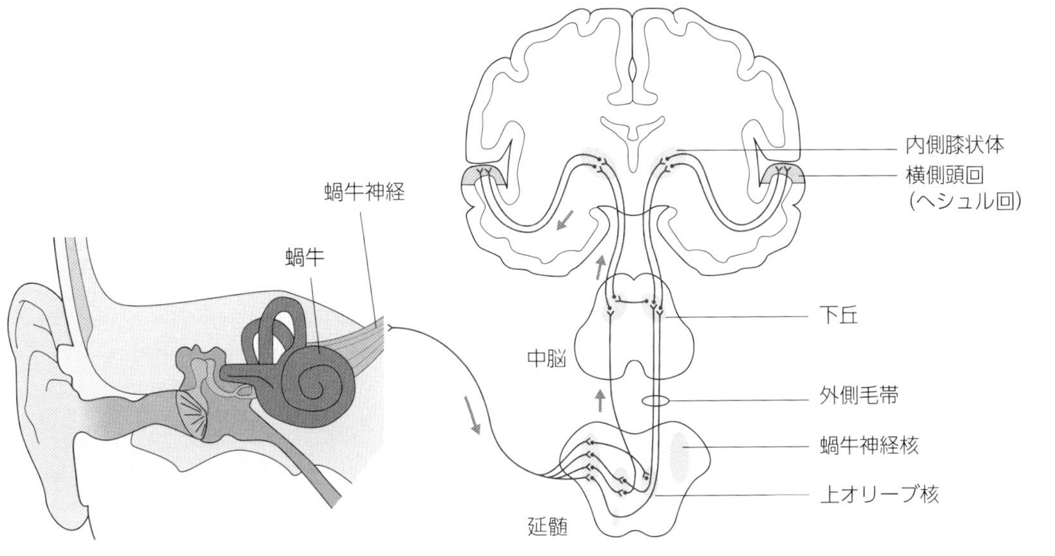

図3-25　後迷路（聴覚伝導路）

側頭回に至る．このように，音情報が蝸牛から脳の皮質領域に至る聴覚伝導路には複数の中継核があり，それぞれ役割が異なる．

蝸牛神経核では音の処理や信号の抽出が，上オリーブ核では両耳間の強度差や時間差の検出が行われ，**音源定位**に関わる．

蝸牛神経は内有毛細胞からの求心路だけでなく，外有毛細胞へ抑制的に働く遠心路も重要であるとされ，音響外傷の防止や，両耳の騒音下の聞き取り向上に関係していると考えられている．

つながる知識

【両耳聴効果】

片耳よりも両耳で聞く方が効率はよい．代表的な両耳聴覚効果には，音が大きく聞こえる両耳加算効果，音源から耳に音が届くまでの左右耳間の強度差や時間差による音源定位，騒がしい場所でも会話する相手の話を選択的に聞き取ることができるカクテルパーティー効果などがある．

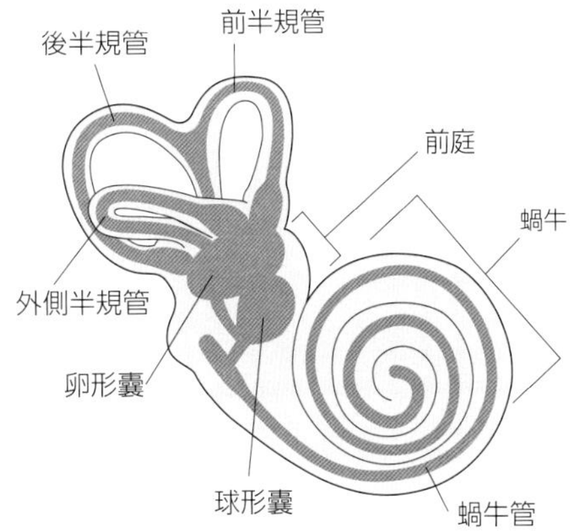

図3-26　平衡器官（前庭と半規管）

3 平衡器官の構造と機能

人は静止時も運動時も姿勢を安定して保とうとする機能を備えている．これが**平衡機能**である．この機能を保つためには，自分の位置と運動（加速度）の情報を得る必要がある．このために，視覚系や深部知覚系，**前庭系**の感覚器の入力情報が重要となる．これらの入力情報は，脳幹や小脳により統合され，姿勢を保つための出力情報として，眼の動きや，四肢・体幹の運動系に作用する．

前庭系の感覚器は，内耳にある**前庭**と**半規管（三半規管）**である（**図3-26**）．

(1) 前庭

重力や，前後左右の直線的な加速度を感知する．

卵形嚢《らんけいのう》と**球形嚢**《きゅうけいのう》という2つの袋が直行する形で位置し，内リンパ液で満たされている．直線方向の動きが加わると，その中にある**耳石器**が動いて有毛細胞を刺激し，加速度を感知し，頭部の位置を把握する．

(2) 半規管（三半規管）

回転性の加速度を感知する．

内リンパ液で満たされた3つのループが互いに直角になるように位置している（**外側半規管，前半規管，後半規管**）．一端は**膨大部**となっており，ここに有毛細胞が並んでいる．回転運動が加わると，内リンパ液が流れて有毛細胞を刺激し回転加速度を感知する．

前庭と半規管で感知された電気信号は，前庭神経に送られ，脳幹，小脳へと送られる．

聴覚器官である蝸牛と近い位置にあるため，難聴と合併してめまいが起こる疾患もある．

文献

1) Northern, JL, Downs MP：Hearing in Children（Sixth Edition), p13, Plural Publishing, 2014.
2) 文部省：聴覚障害教育の手引き―聴覚を活用する指導，p14，1992.
3) 喜多村健：言語聴覚士のための聴覚障害学，医歯薬出版，2002.
4) 切替一郎原著：新耳鼻咽喉科学，改訂12版，p24，南山堂，2022.

（原　由紀）

確認Check! □□□

- 話しことばを生成する際の発声発語の流れを順番に述べよう．⇒41頁
- 摂食嚥下の流れを述べよう．⇒48頁
- ことばを理解し表出する過程と関連のある大脳と脳神経を挙げよう．⇒55〜57頁
- 音のきこえる仕組みを順番に述べよう．⇒58〜61頁
- 平衡器官を挙げよう．⇒61〜62頁

第**4**章

言語聴覚障害の評価・診断と介入

学習のねらい

- 言語聴覚療法の臨床業務の流れについて大まかに把握しよう.
- 収集する情報の種類と収集手段について知ろう.
- 収集した情報の統合と解釈について，症例を通して具体的に知ろう.
- ICF の視点に基づく言語聴覚療法の介入について理解しよう.
- 言語聴覚療法における臨床推論とはどのようなものかイメージしてみよう.

章の概要

言語聴覚療法の臨床業務の流れや評価・診断の手順・考え方は，すべての対象・領域に共通する部分が多い．そこで本章では，初期評価→介入→再評価という言語聴覚療法の臨床業務の流れについて，まず大まかにみていく．この流れの中で，言語聴覚士は様々な可能性を挙げながら試行錯誤を繰り返して正しい判断を導き出そうとする．これを臨床推論と呼ぶ．臨床推論とはどのようなものなのかについても解説する．

言語聴覚療法における臨床業務の流れ

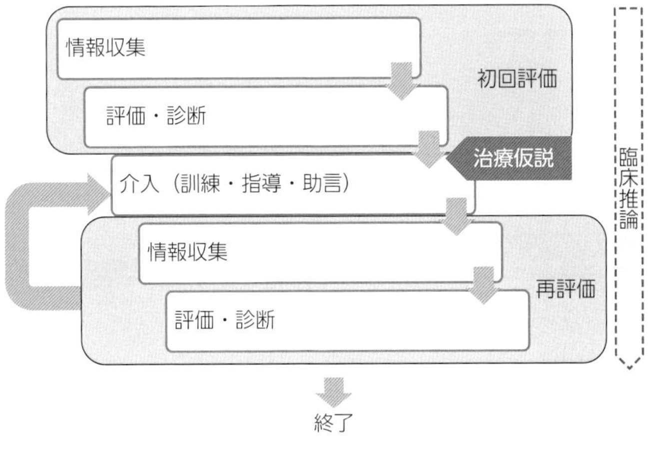

1．言語聴覚療法の臨床業務の流れ

言語聴覚療法の対象は，乳幼児から高齢者まで幅広い．また扱う障害の種類も多岐にわたるが，ここではすべての対象・領域に共通する臨床の流れについて大まかに解説していく．章の概要に言語聴覚療法における一般的な臨床業務の流れを示した．

新たに言語聴覚士に対象者（新患）が照会されると，まずはその人に関する情報収集を始める．情報には，問診，観察，検査などを通して直接本人から収集するものと，カルテや他職種，家族などから間接的に収集するものがある．それらの情報を分析・統合し，障害の種類を特定すると同時に，起こっている問題点を整理する（評価・診断）．次にその問題点を解消していくための目標を設定し，それを実現するための**介入プラン**（目標，頻度・期間，介入プログラム）を作成する．その際に問題がどのようなメカニズムで発現したのか，どのような介入をすればそれが解消されるのかという**治療仮説**を立てる．そしてプランに基づき介入（訓練・指導・助言）を開始し，一定期間介入したのちに再評価を行い，介入の効果判定をする．目標が十分達成されていない場合は，新たなプランを立て，さらなる介入を進めていく．そしてこの一連の過程の背景にある言語聴覚士の思考過程のことを**臨床推論**と呼ぶ．

1 臨床推論

ここで「臨床推論とは何か？」について，もう少し解説しよう．たとえば「うまく話せない」という主訴で言語聴覚士に照会された人がいたとしよう．本人は話しにくさを訴えているが，実際にどのような症状を指しているのだろうか．発声がしにくいのか，麻痺があるために発声発語器官をうまく動かせないのか，言いたいことばが想起できないのか，様々な状態像とその原因を列挙してみる．また「うまく話せない」ことで，日常生活にどのような支障が生じているのかなど，今起こっている問題やこれから起こり得る問題を挙げ，その原因を結びつけて検討していく．このように「問い」を立てながら対象者が抱える問題を明らかにし，それを解決する方法に結びつけるための一連の思考過程を**臨床推論**（clinical reasoning）という（**図4-1**）．

言語聴覚士は常にこの臨床推論を繰り返しつつ対象者の状態像を客観的に把握し，試行錯誤しながら常により効果が得られる介入の方法を模索して業務を進めている．

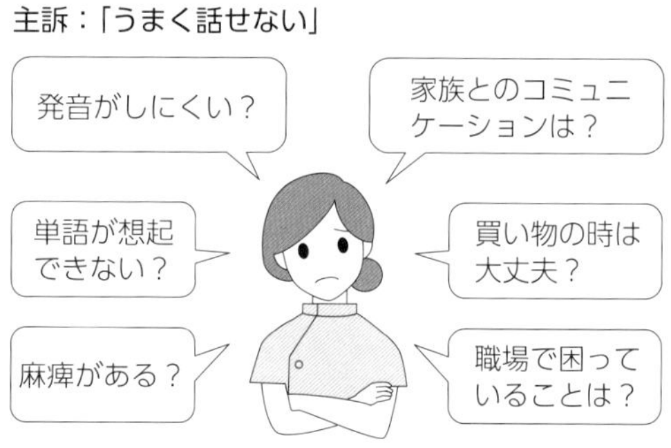

図4-1　言語聴覚療法における臨床推論のイメージ

2 測定，評価，診断

言語聴覚療法の臨床業務において，測定，評価，診断という用語を明確に分けて理解しておくことが大切である．検査によって対象者のある側面を数値化することを**測定**（measurement），数値化されたデータを分析・解釈することを**評価**（assessment），そして複数の評価結果から対象者がかかえる問題点を整理し，障害の種類や重症度と訓練・指導の方針を明らかにすることを**言語病理学的診断**（以下，診断）と呼ぶ（**表4-1**）．

具体例を挙げて考えてみよう．ある60歳の男性の**最長発声持続時間（MPT）**を計測したところ11秒であった（測定）．次にこの11秒という数値が年齢相応なのか，障害を疑うものなのかを判定するために，同年代群の平均データ30.1秒±12.41[1)]と比較する．男性のデータは，平均の－1.5標準偏差（11.5）よりもさらに低いので，正常範囲とはいえないと判断できる（評価）（⇒「検査結果の解釈について」**67頁**）．この男性は「話しにくい」と訴えており，カルテからの情報では，脳梗塞発症から

キーワード

【言語病理学的診断（diagnosis）】
言語病理学的診断とは，言語聴覚士が言語聴覚療法の一連の流れの中で対象者の障害の種類や重症度，発現メカニズムを特定することである．通常は単に「診断」と呼ぶことが多いが，疾患名を特定する医学的な診断との区別を明確にするためにあえてこのように呼ぶ．

表4-1　測定・評価・診断

	測定 measurement	評価 assessment	診断 diagnosis
	対象のある側面を数量化すること	測定したデータに意味づけすること	得られた複数の情報を統合して結論を出すこと
	検査を実施し，データを得る	基準値との比較から問題となるか否かを判断する	障害の種類，症状，重症度を判定し，介入プランを立てる
例） 60歳代・男性， 脳梗塞後 主訴：話しにくい	MPT*：11秒	「MPTの低下がある」 （同年代群の平均値の−1.5標準偏差以下）	痙性構音障害（軽度）．日常のコミュニケーションに支障をきたしており，訓練を要す

*MPT（最長発声持続時間，maximum phonation time）：最大吸気後に/a/をできるだけ長く持続させ，最長時間を計測する．

1週間で，発声発語器官検査において筋力低下があり，また発話の明瞭度の低下もある．このような種々の情報を統合し，「軽度の痙性構音障害がある」と，コミュニケーション障害のタイプ・重症度を特定する（診断）．

2. 言語聴覚療法における評価・診断

1 評価・診断の目的

評価・診断には，初診時に行う初回評価と，一定の介入後に行う再評価がある．評価を通して以下のことを明らかにする．

①コミュニケーション・摂食嚥下に関する障害の種類，症状，重症度

まず，言語聴覚士の業務の中核を担うコミュニケーション・摂食嚥下に関する障害の種類，症状，重症度を明らかにする．

②関連するその他の障害の有無と影響

コミュニケーション障害や摂食嚥下障害に影響を与える認知機能や感覚・運動機能について把握する．

③経過と障害の発現メカニズム

現在の症状だけでなく，それがいつどのように始まったのか，これまでの経過と障害の発現メカニズムについて把握する．

④対象者がかかえる心理・社会的問題

障害があることで不安になったり抑うつ状態になったりしていないか，また職場や学校に復帰する際の問題点，各種サービスなどの利用に際しての課題を把握する．

⑤予後および適応

予後とは，いつ・どの程度まで改善が可能かの予測であり，予後を想定して目標を設定する．**適応**の有無とは，何らかの介入の必要性があるかどうかの判断である．

⑥介入方針の決定と効果判定

収集した各種情報を統合・分析し，結論として**介入プラン**を決定する．また一定期間介入を行った後，その効果を判定する（**再評価**）．

表4-2　収集する情報の種類と収集手段

言語聴覚士が直接収集する情報			間接的に収集する情報		
主訴・HOPE ①言語・コミュニケーション面/摂食嚥下面の情報 および ②言語以外の認知機能（高次脳機能）に関する情報	面接法	・構造化面接 ・半構造化面接 ・非構造化面接	医学面の情報	医師，カルテから	・医学的診断名 ・現病歴 ・既往歴 ・神経学的検査所見 ・放射線診断学的検査所見
	観察法	・自然観察法 ・実験観察法	関連行動面の情報	看護師，OT，PT，心理職から	・運動機能 ・ADL，IADL ・心理・精神面
	検査法	・スクリーニング検査 ・総合的（鑑別診断）検査 ・特定（掘り下げ）検査	社会・生活面の情報	家族，MSW，保育所，幼稚園，学校などから	・家族歴（生育歴） ・社会生活歴（教育，職業） ・キーパーソン ・各種保健福祉サービスの利用状況

2 収集する情報の種類と収集方法

言語聴覚療法実施の際に収集する情報には，言語聴覚士自身が問診や検査などで直接収集する情報と，他職種や対象者本人・家族から聴取するなどして間接的に収集する情報がある．**表4-2**に情報の種類と収集手段について示す．

(1) 直接収集する情報

言語聴覚士が面接，観察，検査などを用いて対象者から直接情報を得る．ここで収集すべき情報には，まず対象者やその保護者から**主訴**(何に最も困っているのか？の主観的な訴え）や HOPE（希望・期待）などがある．

> **キーワード**
> **【HOPE】**
> ホープ．本人や家族が，訓練・指導によりどのようになりたいのかの希望・期待．ニーズと同義に扱われる場合もあるが，HOPEが主観的なものであるのに対し，ニーズは将来を見すえた客観的な必要性を指す．

また，言語・コミュニケーション面／摂食嚥下面の症状，言語以外の認知機能（高次脳機能）に関する情報もここに含まれる．情報収集の方法には，面接法，観察法，検査法がある．

①面接法（問診）

面接は問診とも呼ばれ，対象者または家族に対面で質問をして必要な情報を得る方法である．初回に行う面接を特に**インテーク面接**と呼ぶ．

目的：主訴，**現病歴**，**生活歴**，HOPE などを確認するとともに，会話を通して症状を把握し，障害を大まかに把握する．また，実用的なコミュニケーション能力（理解・表出における情報伝達度）についても把握する．そしてもう一つの大事な目的は，対象者との間に信頼関係（**ラポール**）を形成することである．

方法：面接の方法には，あらかじめ質問項目を設定してその順序で聞き取りを行う**構造化面接**，質問項目は設定しておくが，反応をみながら柔軟に順序を変更していく**半構造化面接**，質問項目をあらかじめ用意せず，自由な会話の中で聴取する**非構造化面接**がある．インテーク面接は通常問診票などの定型的な書式に合わせて聞き取っていくので構造化面接に近いが，聞き取っていくうちに自然な流れで話があちこち行ったり来たりする半構造化面接になることもしばしばある．事前に質問票などを渡してそれに基づいて面接を行う場合もある．

②観察法

目的：観察法には，対象者の自然な場面での行動をみる**自然観察法**と，刺激変数（声のかけ方など）をあらかじめ決めた条件下での反応を記録する**実験観察法**がある．言語聴覚療法における観察法は自然観察法が多い．小児の場合は，保護者とのやりとりや遊びの場面などでの反応をみる．成人の場合は，言語聴覚士以外のスタッフや家族，他の患者とのコミュニケーションの伝達度を確認する．また訓練時に練習したことが日常生活で活用されているかをみるために行うこともある．

方法：日常生活に近い状況で自然な行動を観察する．また言語聴覚士がその場面に参加して，自らの働きかけに対する反応も含めて観察する**参与観察**という手法もある．

③検査法

言語聴覚士の臨床業務では「○○検査」と名前がつく様々な検査法が用いられている．同じ検査という名称であるが，これらは発達検査や言語機能検査のように，質問に答えてもらう，指示に従い作業をしてもらうという方法で実施するものと，オージオメータを用いた聴力検査のように機器を介して測定を行うものがある．

目的：検査の種類によって目的は異なる．**スクリーニング検査**は，最初に行うもので，どのような障害があるのか（ないのか）を大まかに選別するものである．**総合的（鑑別診断）検査**は，障害のタイプや重症度を明らかにするため，詳細な症状を把握するものである．さらに，介入の手がかりを検討するのに必要な**特定（掘り下げ）検査**を実施する．

キーワード

【特定（掘り下げ）検査】
総合的検査を用いて障害のタイプや重症度を明らかにした後に，ある側面について詳しい評価をするために行う検査．

方法：検査マニュアルにある検査の手順や教示を遵守して対面にて実施する．

［検査結果の解釈について］

検査の結果，得られたデータについて，それが正常範囲なのか障害を疑わせるものなのか（正常/異常）の判断は，どのようになされるのだろうか．一般的には健常者（障害のない人）に同じ検査を実施した結果を元に基準値が設けられている．十分な数のデータが収集されている健常者の成績は**正規分布**を示すと仮定できる（**図4-2**）．平均値が中央にあり，その左右が最も度数が高い（平均前後の人が最も多い）．平均値から右に行けば高い成績，左に行けば低い成績を示す．山の高さに注目してみると，平均値よりも高い/低い成績の人もいるが，端に行くに従い徐々に少なくなっていることがわかる．

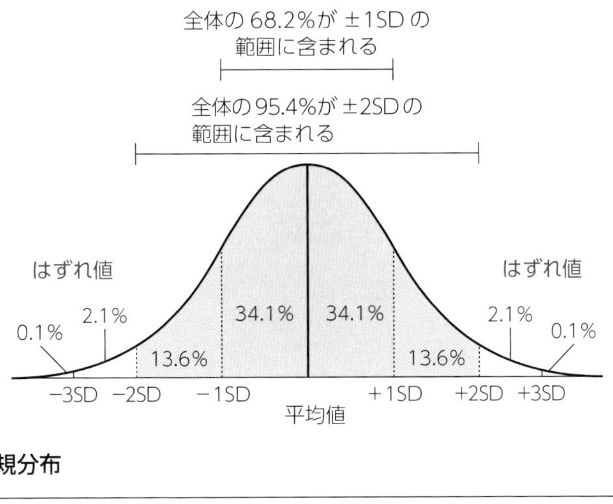

図4-2　正規分布

標準偏差（standard deviation：SD）とは平均値からのばらつき具合（範囲）を表す指標である．正規分布では，全体の68.2％が平均値±1SDの範囲に含まれ，全体の95.4％が±2SDの範囲に含まれる．つまり100人に検査を実施したら70人近くが平均点±1SD内に含まれ，約95人が±2SD内に含まれるので，そこから逸脱した値を「はずれ値」という．

検査において，平均点から障害の有無を判定する場合は，正規分布の平均値より左側（平均からどのくらい成績が低いか）に着目するが，通常は平均−1.5SDまたは−2SDを基準に判定する．どちらを基準にするかは目的によって異なる．すなわち少しでも障害の疑いのある人を見落とさないようにする目的では−1.5SDに当たる得点を基準値として用いるが，明らかに障害がある人のみをみつける目的では−2SDに当たる得点を基準値とすることが多い．

（2）間接的に収集する情報

カルテや他職種，家族などから間接的に収集する情報には，医学面の情報，関連行動面の情報，社会・生活面の情報がある．

①医学面の情報

医療機関では必須の情報である．主治医から直接聞き取る，カルテや**リハビリテーション処方箋（指示箋）**の記載事項により収集する．対象者の診断名，**現病歴**（現在の病気の経緯），**既往歴**（これまでに罹患した病気），神経学的検査所見，放射線診断学的検査所見（CT，MRI，PET，SPECTなどの画像所見）がこれにあたる．

②関連行動面の情報

対象者に関わる他職種から得る言語・コミュニケーション以外の情報である．理学療法士（PT）から運動機能の情報，作業療法士（OT）から日常生活活動（ADL，IADL）に関する情報，臨床心理士/公認心理師から心理・精神面の情報を得る．

③社会・生活面の情報

家族歴（生育歴），社会生活歴（教育，職業）などについて，**キーパーソン**（家族の中で対象者の方針を決めるのに代表となる人）から聞き取る．また家族に加え，**医療ソーシャル・ワーカー（MSW）**から経済状態や各種保健福祉サービスの利用状況についても聴取する．介護保険を利用している高齢者の場合は**ケアマネージャー**，小児の場合は保育所，幼稚園，学校などの関係者と連携して情報を交換することもある．

（3）情報収集の手順

図4-3に言語聴覚士による情報収集の手順を示した．検査法は対象・目的別に多くのものが用意されている．すべての側面をみる検査を行うのは，合理的でなく対象者の負担も大きい．そこでまずインテーク面接や行動観察，スクリーニング検査を実施し，その結果やカルテなどの間接的に収集した情報から疑われる障害を絞り込む．この最初の過程を障害の**スクリーニング**と呼ぶ．

次にスクリーニングの結果から，**評価プラン**を立てる．すなわち疑われる障害について検索するための検査法を複数ピックアップし，実施の優先順位を決める．通常は総合的検査を実施し，その結果をみてさらに必要に応じて目的に合わせた特定（掘り下げ）検査を実施していく．

キーワード

【リハビリテーション処方箋（指示箋）】
医療機関においては，言語聴覚士，理学療法士，作業療法士がリハビリテーションを開始する際には，必ず医師からの指示が必要となる．その指示内容を記載した文書をいう．

つながる知識

【医療ソーシャルワーカー（medical social worker：MSW）】
医療機関で働く相談員．患者の経済面に関する対応のほか，転院先の調整，各種制度の利用などについて，情報を提供したり，関係機関との連絡・調整を行ったりする役割を担う．国家資格ではないが，社会福祉士や精神保健福祉士の資格をもつ人が従事していることが多い．

【ケアマネージャー】
正式には介護支援専門員という．介護保険制度の中で要介護や要支援の認定を受けた人やその家族の相談にのり，ケアプランの作成や適切なサービスやサービス提供事業者の選択を支援する．国家資格ではないが，医療・福祉の国家資格をもち，5年以上の実務経験がある者が筆記試験に合格し，指定の研修を修了すると認定される．

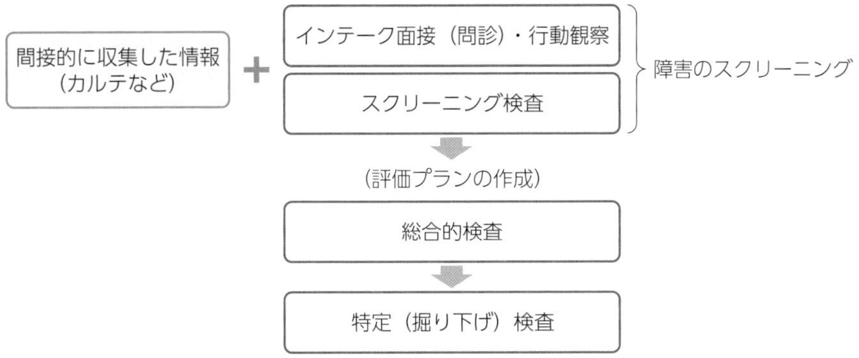

図4-3　言語聴覚士による情報収集の手順

(4) 情報収集における留意点

対象者に適切な介入を行うためには，その情報は，客観的であること，また妥当性と信頼性のある方法を用いて収集されることが大切である．

①客観的に記述する

面接や観察の記録は客観的に記述する．目の前で起こっている現象や対象者や家族が言ったことについて，まずは解釈を加えずにそのまま記載することが大切である．たとえば，「ことばが出にくい」という主訴を聞いた言語聴覚士が「喚語困難」と解釈して書いてしまうと，ほかの可能性をすべて排除してしまうことになり，誤った評価結果となってしまう危険性がある．また「思う，感じる」などの主観的な表現にならないように留意する．

> **キーワード**
> **【喚語困難】**
> 失語症の症状の一つ．頭の中でイメージした意味に合致した単語を選ぶことができずに，ことばが言えなくなる症状をいう．

②適切な検査法を選択する

【妥当性と信頼性のある検査法を用いる】

ある検査法が適切に作成されたものであるかを示す指標として，妥当性と信頼性がある．**妥当性**とは，その検査が測定したいことを真に測っているかを表わす．**信頼性**とは，何回測定しても誰が測定しても得点が一貫しているか，または内的整合性（検査項目間の一貫性）があるかを指す指標である．

【標準化された検査を用いる】

検査では原則として，「標準化された検査法」を用いる．**標準化**とは，検査の結果，得られた数値から障害の有無を判定できる基準があることである．そのために多くの健常者のデータを収集して，同年代の集団の中での平均や標準偏差を示す手続きが必要である．また誰が実施しても結果に誤差が極力生じないように，手続き（教示，問題の提示方法，採点方法など）を厳密に規定しておくことが求められる．これらの条件を満たしたものを標準化された検査という．

たとえば，成人向けの知能検査であるWAIS-Ⅳでは，同年代の健常者の母集団の中で対象者の成績がどの位置にくるのかがわかるような**偏差IQ**（平均値100，標準偏差15）を用いて結果の解釈ができるように作成されている．このほかに障害（機能低下）の有無の判定基準となる得点を**カットオフ値**として設けている検査法も多い．標準化された検査法は通常，信頼性と妥当性が十分に検討されている．

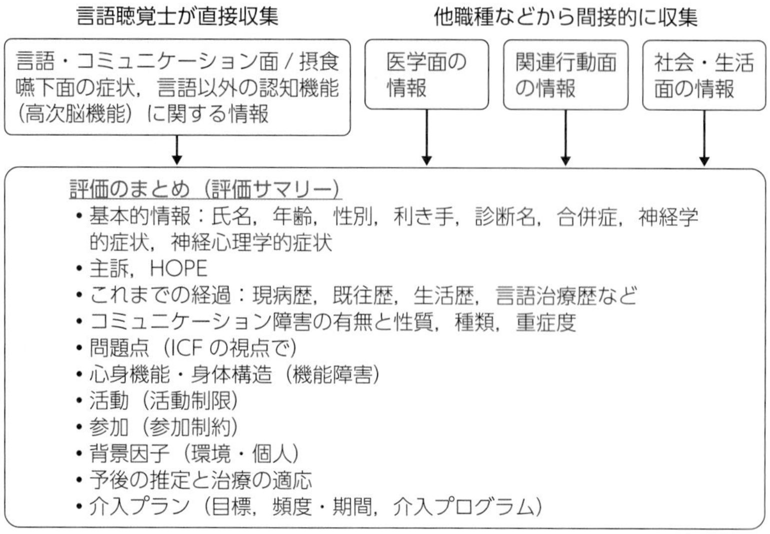

図 4-4　収集した情報の統合と解釈

3 情報の統合と解釈

情報収集の後は，収集した対象者に関わる様々な情報を統合・分析し，その対象者の状態像を ICF（⇒ **20 頁**）の分類にのっとって配置していく．ICF ではプラス面（保たれている面）とマイナス面（障害されている面）の両方を列挙していくが，そのうちマイナス面を現在対象者に起こっている解消すべき問題点として抽出する（**問題点の抽出**）．問題点は，心身機能・身体構造では**機能障害**，活動は**活動制限**，参加は**参加制約**と呼ぶ．それを元に，介入プランを立てる（**図 4-4**）．収集した情報，その統合と解釈，介入プランをまとめて記載した文書を**評価サマリー**（評価のまとめ）と呼ぶ．

①情報の統合・分析と解釈

それぞれの検査結果からその検査における基準値と照らし合わせ，障害の有無を判断すると述べたが，ここでは複数の検査結果や面接，観察で得られた情報，間接的に収集した情報を相互に照らし合わせて，生じている障害を特定し，その重症度を明らかにする．合わせてその障害の発現メカニズムを推定し，どのような介入をすればそれが改善されるかという**治療仮説**を立てる．

②問題点の抽出

ICF の視点にしたがって**問題点**を整理してみよう．**表 4-3** に例を示した．脳梗塞により中等度のブローカ失語と診断された 70 歳代の女性である．ICF の心身機能・身体構造，活動，参加の 3 つのレベルそれぞれについて，収集した情報をプラス面とマイナス面に分けて記載していく．このうちマイナス面に挙げられた項目を介入によって解決すべき「問題点」として抽出する．なお，ICF ではこれ以外に**背景因子**として，**個人因子**（年齢，性別，職業，性格などの個人の特性）と**環境因子**（生活状況や家族に関する情報）も列挙する．このうち環境因子は促進要因（対象者にとって有益な事項）と阻害要因（不利益な事項）に分けて記載する．

表4-3　ICFによる問題点の整理の例

【症例】 72歳・女性・右利き・短大卒，元公務員（60歳で退職）
診断名： 脳梗塞（発症から4か月）
神経学的症状： 右片麻痺（軽度）．歩行では三点杖を使用，上肢は不全麻痺により微細な運動が困難
神経心理学的症状： ブローカ失語（中等度）．発語失行（＋），喚語困難（＋），文の書字障害（＋），長文の聴覚的理解・読解困難（＋），その他の高次脳機能障害（－）
ADL： 食事，整容，更衣は時間がかかるが自立．トイレ動作と入浴はやや不安定で見守りが必要
家族： 夫78歳（要介護2．脊柱管狭窄症により歩行に介助が必要），長男（42歳，会社員），長男の妻（38歳，会社員），孫（2歳）と二世帯住宅に同居（食事，入浴，トイレなど，すべて別）．病前は症例が家事や夫の世話をし，時々孫を預かることもあった．二男（38歳，自由業）は海外在住
経済状態： 持ち家（築12年）．夫の介護保険で手すり設置済み．収入は本人と夫の年金（25万円/月）
趣味： 読書，旅行，テニス
性格： 快活，社交的，おしゃべり

「問題点」へ

生活機能	プラス面	マイナス面
心身機能・身体構造	・失語症以外の高次脳機能障害がない ・右片麻痺があるが軽度である	・ブローカ失語（中等度）がある（発語失行，喚語困難，文の書字障害，長文の聴覚的理解・読解困難） ・右片麻痺（軽度）がある
活動	・簡単な日常会話はある程度可能である ・杖歩行が可能である ・食事・整容・更衣に時間がかかるが自立している	・複雑な会話には支障がある ・読書が病前のようにはできない ・トイレ動作と入浴には見守りが必要である
参加	・旅行には同行者がいるなど，条件が整えば参加が可能である	・旅行（ツアーなど）に単独参加は難しい ・家事や家族の世話をすべて行うことはできない ・テニスができない
背景因子	**促進要因**	**阻害要因**
環境因子	・手すりがある ・長男家族と二世帯住宅である ・経済的に安定している	・夫と二人暮らしである ・夫は歩行に介助が必要である ・二世帯住宅だが生活は別である
個人因子	・72歳・女性，元公務員（60歳で退職） ・快活，社交的，おしゃべり	

③介入プランの決定

目標を設定し，介入の頻度・期間を決め，介入プログラム（訓練・指導・助言の具体的な計画）を作成する．目標は，言語聴覚士が何らかの介入をすることで対象者の状態が変化して，「……になる」ことであり，言語聴覚士が「……する」ものではない．

目標は一般的に，長期目標と短期目標に分けられる．**長期目標**とは，数か月先の対象者の状態像を示す．ICFでいえば，活動・参加レベルの目標といえる．長期目標は，生活全般の状態に関する**主目標**と，言語・コミュニケーション／摂食嚥下面の目標（言語聴覚療法での目標）に分けて設定することもある．長期目標はケースカンファレンスを通して多職種との間で合意した共通目標である．

他方，**短期目標**は長期目標を達成するための具体的な目標を指し，ICFでは心身機能・身体構造のレベルに該当する機能の改善を目指したものが中心となる．数か月かけて達成する長期目標までの行程をスモールステップに分けて，具体的に示したものであり，その後の介入プログラムに落とし込むことを想定して複数設定する．なお，小児の場合には発達途上であるため，長期目標，短期目標ともに，もう少し長いプランで考えることが多い．

キーワード

【ケースカンファレンス】
ケース会議，事例検討会議ともいう．対象者に関わる多職種がそれぞれの評価結果と方針を持ち寄り，チームとしての介入の方針を決定する会議を指す．

表4-3で取り上げた失語症の女性の例について，たとえば下記のような長期目標，短期目標が立てられる．

長期目標：

・**主目標**：家族や友人の手助けを受けながら，一部の家事や趣味活動を再開する．

・**言語・コミュニケーション面の目標**：聞き手の推測や誘導が少しあれば，簡単な文を用いての会話が可能となる．

短期目標：

・高頻度語の語想起能力の向上

・可逆文の理解力の向上

・発話の流暢性の向上

・指さしやジェスチャーを交えての会話能力の向上

> キーワード
> **【可逆文】**
> 文の統語構造の難易度を示す．動作主と対象が入れ替わる可能性のある文（例：女の子が男の子を追いかける）．よりやさしいのは，動作主と対象が入れ替わることがない非可逆文（例：女の子がボールを追いかける）．

3. 言語聴覚療法における介入

言語聴覚士の臨床では，評価の結果，言語聴覚療法が必要とみなした場合には続いて何らかの介入を行うが，対象領域や対象者の違いによって実施する内容は幅広く，呼び方も異なる．たとえば，医療の領域では，治療や訓練という用語を用いることが多いが，小児の領域では指導ということが多い．直接介入せずに助言を行う場合もある．

1 介入の原則

(1) 根拠（エビデンス）に基づく介入

近年，根拠に基づく臨床（EBP）が重要といわれるようになってきている．介入プログラムの決定に際して，言語聴覚士は評価結果，同じような対象・症状に対して，これまで行われてきた**先行研究**，言語聴覚士の経験，患者の希望・個性など，様々な要因を加味して最適の方法を選択し，提供する．なぜその訓練をその手続きで行うのか，根拠を常に説明できるようにしなければならない．

> キーワード
> **【EBP（Evidence-based practice，根拠に基づく臨床）】**
> 入手が可能な最良の科学的根拠を把握し，それと患者・家族の意向と病態，言語聴覚士としての経験や臨床環境を統合して最善の言語聴覚療法を行う．EBM（Evidence-based Medicine，科学的根拠に基づく医療）から派生したものである．

(2) 仮説検証型の介入

言語聴覚士の介入は，評価によって障害の発現メカニズムを明らかにし，どのような介入をすればその障害が改善するかという治療仮説を立てて行うと述べた．介入のプロセスはその治療仮説の検証過程でもあり，仮説が正しければ症状の改善がみられるが，誤っていれば症状は改善しない．改善がみられない場合は，治療仮説が正しくなかったとみなし，再度評価に戻って新たな仮説を立て，介入プログラムを切り替える．

(3) チームアプローチ

言語聴覚士の対象者には様々な職種がチームとして関わっている（⇒ **18頁**）．対象者が医療機関に入院している場合には，医師を中心とした医療系のチームとなるが，退院した後は，**介護保険法**や**障害者総合支援法**が管轄する地域の施設とそこに所属する職種が関わるようになる．また小児の場合には，児童相談所，保育所，幼稚園，学校などの福祉・教育機関が関わる．これらのチームの中では，専門職同士が常に情報交換し，ケースカンファレンスを通して対象者にとって最適な共通目標を定めて介入していく．このような関わりを**チームアプローチ**と呼ぶ．

表 4-4　言語聴覚療法における介入法の種類

	目的	ICF	例
機能回復訓練	障害された機能の回復または機能の再編成を目指す	心身機能・構造病態	・嚥下訓練 ・語彙・統語・文字の訓練 ・構音訓練
実用的コミュニケーション訓練	障害された機能を残存している機能で代償し，能力の拡大を目指す	活動参加	・会話訓練 ・PACE訓練 ・電話，電子機器の操作訓練
拡大・代替コミュニケーション訓練	実用的コミュニケーションを促進する		・コミュニケーションノート，文字盤，PCなどを用いる訓練
心理・社会的サポート			・社会復帰への支援

言語聴覚士にも常にそのチームの一員として専門性を活かした働きが求められる．多職種と連携してよりよい臨床を進めていくためには，医療，福祉，教育の各領域で一緒に働く各職種の職域や専門機関の機能についてよく理解しておくことが必要である．

2 介入の方法論

ここでは主として「訓練」という用語を用いて説明する．**表 4-4** に言語聴覚士の介入法の概要について示した．

(1) 機能回復訓練

主としてICFの心身機能・身体構造レベルのアプローチである．障害された機能を改善させることを目的として行うものであり，失語症に対する語彙や統語の訓練，構音障害に対する構音訓練，小児に対する語彙獲得訓練などがこれにあたる．主に絵カード，文字カードなどを用いて机上で行う．

(2) 実用的コミュニケーション訓練

主としてICFの活動レベルのアプローチである．残された機能を活用し，障害された機能を補う方法を身につけることを目的としている．音声言語に限定することなく，文字や描画，各種AACなど様々な手段を用いて意思を伝達する．通常対話形式で行うが，グループで行うこともある．また家族や身近な人に対象者に合わせてコミュニケーションを取る技術を習得してもらうために，見学してもらったり一緒に参加してもらったりすることもある．

(3) 拡大・代替コミュニケーション手段の獲得訓練

拡大・代替コミュニケーション（augmentative and alternative communication：**AAC**）は，コミュニケーション障害がある人が用いるツールや方略の総称である．米国の言語聴覚士の職能団体である **ASHA**（American Speech Language Hearing Association）によれば，AACは道具を使わないものと使うものに分けられる．道具を使わないものは，ノーテクAACと呼ばれ，ジェスチャーやサインなどを指す．一方，道具を使うものは，さらにローテクAAC，ハイテクAACに分けられる．主にペンと紙を用いる絵や文字の指さしなどを用いるものをローテクAAC，コミュニケーション機器やスマートフォン，タブレット型端末の各種アプリなどをを用いるものをハイテクAACと呼ぶ．これらの活用法を身につけることによって実用的コミュニケーション能力の向上をはかる．

(4) 心理・社会的サポート

ある日突然脳出血で倒れて目が覚めたら身体に麻痺があり，ことばもうまく喋れない状態になっていることを想像してみよう．「リハビリをしましょう」と言われてもすぐに元気にがんばれる人はほとんどいない．また，子どもに障害があることがわかり，ショックを受けている保護者がすぐに前向きになれることもないだろう．

コミュニケーションは他動的に引き出せるものではない．自分の意思を伝えたい，相手の気持ちを理解したいという自発的な活動である．言語聴覚士は一対一で対象者やその家族と向き合うことが多い．そのため，ゆっくり気持ちに寄り添いながら対象者の心の回復を助ける役割も担う．

また言語聴覚療法終了後の生活を考えて，それに向けてアプローチしていくことも重要である．たとえば，対象者が復職を目指すのであれば，元の職場に戻れるか，職種を変えれば可能か，いわゆる「障害者枠での就職」を検討するのかなどの検討が必要になる．また復学する場合には，学習の遅れを防ぐためにどのような手立てがあるのか，学校生活で必要となるサポートは何か，などについて関係者に情報を提供し，一緒に検討していく．

つながる知識

【障害者枠での就職】
障害者雇用促進法により，すべての事業主には障害者雇用率（法定雇用率）が定められており，それに応じた人数の障害者（障害者手帳の所有者）の雇用が義務づけられている．これを一般に「障害者枠での就職」と呼ぶ．

3 介入の実際

言語聴覚士の介入は20分～1時間程度で行われることが多いが，機能回復訓練だけを行う，実用的コミュニケーション訓練だけを行うということではなく，上記の様々な介入法を柔軟に組み合わせて実施する．

先ほどの失語症の女性の例について介入プログラムを立ててみよう．

短期目標を達成するための訓練として以下の4つを挙げた．このうち，語彙訓練，可逆文の理解訓練，発語失行の訓練は機能回復訓練であり，会話訓練は実用的コミュニケーション訓練にあたる．

①語彙訓練

目的：高頻度語の語想起能力の向上

方法：高頻度日常語の絵カード10枚（桃，机，トイレ，足，車，鉛筆，パン，布団，電話，手袋）を用いて，聴覚的理解，復唱のプロセスを経て呼称を促す．

②可逆文の理解訓練

目的：可逆文の聴覚的理解能力の向上

方法：「お母さん，男の子，追いかける」を用いた文の聴覚的理解と読解課題を行い，次に文字カードを用いて文の完成課題を行う．

③発語失行の訓練

目的：発話の流暢性の向上

方法：短文の音読課題を通して，音の歪みや置換を軽減する．

④会話訓練

目的：指さしやジェスチャーを交えての会話能力の向上

方法：趣味である旅行を題材に会話を進め，発話で十分伝えられない時には，指さしやジェスチャーを使用するように促す．

文献

1）西尾正輝：標準ディサースリア検査，p99, インテルナ出版，2004.

（植田　恵）

確認Check! □□□

・言語聴覚療法の臨床業務の流れについて述べよう．⇒63～64頁
・言語聴覚療法における臨床推論について具体例を挙げて説明しよう．⇒64頁
・言語聴覚療法において収集すべき情報の種類と収集方法について説明しよう．⇒66～69頁
・収集した情報の統合と解釈とはどのようなことか説明しよう．⇒70頁
・言語聴覚療法の介入の種類，方法について説明しよう．⇒73～74頁

第5章

言語聴覚障害の種類

学習のねらい

- 臨床家として言語聴覚士が関わる障害領域を理解しよう.
- 各領域で見られる障害の種類と特徴を理解しよう.
- 各領域の障害をライフステージの観点から理解しよう.

章の概要

言語聴覚障害の種類は多様である. 本章では障害を3つの大きな領域（系）に分け, それぞれのさらなる分類や特徴をライフステージの観点も交えて解説する.

言語聴覚障害の種類

障害領域	障害の種類	
言語・認知系	小児期にみられる障害	知的能力障害, 自閉症スペクトラム障害, 特異的言語発達障害, 限局性学習障害, 注意欠如・多動性障害, 脳性麻痺, 重症心身障害
	成人期にみられる障害	失語症, 失行, 失認, 視空間障害, 記憶障害, 注意障害, 遂行機能障害, 脳梁離断症状, 認知症, 脳外傷による高次脳機能障害
発声発語系	発声発語障害	音声障害
		発話障害（構音障害, 発語失行）
		流暢性障害（吃音, クラタリング）
	摂食嚥下障害	発達期の摂食嚥下障害, 中途発症の摂食嚥下障害
聴覚系	小児期にみられる障害	先天性難聴, 後天性難聴（言語獲得前, 言語獲得後）
	成人期にみられる障害	先天性難聴の成人, 中途難聴, 加齢性難聴

A. 言語・認知系の障害

1. 小児期にみられる言語・認知系の障害

1 種類と特徴（表5-1）

(1) 知的能力障害（intellectual disorder：ID）

知的能力障害は, 全般的知能が低く, 日常生活における適応機能に障害があり, 発達期（18歳以前）に発症する.

知的機能は, 一般的に個別施行の知能検査により測定され, 算出された知能指数（intelligence quotient：IQ）によって良し悪しが判断される. 平均100, 標準偏差15の知能検査の場合, 知的能力障害がある人のIQは同年齢平均－2標準偏差以下, すなわちIQ70以下となる. このIQ70という数値は, たとえば, 同年齢の児童を100人集めて知能指数の高い順に並べた場合, 前から数えて99番目と100番目に相当する非常に低い値である.

つながる知識

【知能】
以下①～③の情報処理過程＝認知・知的活動のレベルを指す.
①入力：知覚（主に聴覚や視覚）を通して情報を外部から取り込む.
②情報処理：入力された情報を分析, 整理, 記憶, 思考し, 判断する.
③出力：筋による運動（声, 表情, 身振りなど）を通して情報を外部に伝える.

表5-1　小児期にみられる言語・認知系の障害の種類と特徴

小児期にみられる言語・認知系の障害	特徴
知的能力障害（知的発達症）(ID)	全般的知能が低く（知能検査でIQ70またはそれ以下），日常生活における適応機能（日常生活でその人に期待される要求に対して，いかに効率よく適切に対処し自立しているのかを表す機能）に障害があり，発達期（18歳以前）に発症する
自閉症スペクトラム障害（自閉スペクトラム症）(ASD)	対人的相互関係の質的障害（対人面の問題）と，興味や活動が限定された反復常同的あるいは執着的行動（強いこだわりなど）を認める
特異的言語発達障害 (SLI)	聴覚障害，知的能力障害，対人的相互関係の質的障害など，言語発達を阻害する要因が認められないにもかかわらず，言語発達が特異的に障害される
限局性学習障害（限局性学習症）(SLD)	教育界と医学界の双方で定義されているが，その中心的な問題は読み書き，すなわち発達性ディスレクシアとされている
発達性ディスレクシア（発達性読み書き障害）(DD)	大脳機能や構造の問題があり，先天性と推測されている．読み書きの習得に関与する認知機能の弱さがあり，年齢や知的能力に見合った読み書きの習得に困難を示す
注意欠如・多動性障害（注意欠如多動症）(AD/HD)	大脳の機能障害で，気が散りやすい，多動，落ち着きがない，注意の転導性が高いなどの症状を示す
脳性麻痺 (CP)	主に周産期（妊娠22週～出産後7日未満）に生じた脳の病変を原因とする，姿勢と運動の異常を示す状態像を指す．病型分類は，筋緊張の異常（痙直型，アテトーゼ型，失調型など）と，麻痺の部位（四肢麻痺，両麻痺，片麻痺など）で表現される
重症心身障害 (SMID)	発達期に生じた中枢神経障害によって，重度の運動障害と知的能力障害をきたした状態．脳性麻痺も含まれる．医療的問題の多くは，呼吸障害と摂食嚥下障害である

適応機能とは，日常生活で期待される要求に対して，効率よく適切に対処できる機能である．トイレ，更衣，食事といった日常生活動作（activities of daily living：ADL），対人関係，金銭管理，就労などを含み，年長となって社会生活を営むために重要な要素となる．

医学界の診断基準にはICDとDSMがあるが，ここではDSMの分類に従って説明する．DSMは1990年代以降，DSM-Ⅳ（1994年），DSM-Ⅳ-TR（2000年），DSM-5（2013年），DSM-5-TR（2023年）[1]と改訂が繰り返されている．DSM-Ⅳでは，精神遅滞と呼ばれ，診断について，「相対的な知的能力の高低（操作的・機械的なIQの数字のみによる診断）」が重視される傾向にあった．実際，DSM-Ⅳでは，障害の重症度を，「軽度：IQ50～55からおよそ70」「中等度：IQ35～40からおよそ50～55」「重度：IQ25～25からおよそ35～40」「最重度：IQ20～25以下」と定めていた．しかし，最新のDSM-5-TR[1]では，「知的発達症」と呼ばれるようになり，IQの数字上の低さに余りこだわらない基準に変更され，相対的なIQの高低よりも，実際的な生活適応能力の高低が重視されるようになった．このように診断基準は改訂されたが，臨床現場ではDSM-Ⅳの障害の重症度をIQで分類する考え方がしばしば使われている．DSM-5-TR[1]による知的能力障害の診断基準では，概念的領域，社会的領域，実用的領域において，実際にどれくらいのレベルで適応できているのか，具体的な学習課題，生活状況，人間関係に対してどのように対処しているのか判定し，4つの重症度による診断を行うことになっている．

つながる知識

【ICD】
International Statistical Classification of Diseases and Related Health Problems（疾病及び関連保健問題の国際統計分類）は，世界保健機関（WHO）が公表している死因や疾病の国際的な統計基準の分類である．国際疾病分類ともいう．

【DSM】
Diagnostic and Statistical Manual of Mental Disorders（精神疾患の診断・統計マニュアル）は，米国精神医学会によって出版された精神障害の分類のための共通言語と標準的な基準を提示するものである．

表5-2　自閉症スペクトラム障害の特徴的な症状

・視線が合わない ・身振り模倣や身振りを行わない ・表情の異常（能面のような表情） ・エコラリア（オウム返し） ・ビデオやテレビCMなどの決まったフレーズを繰り返し発話する ・会話において，一方的に自分の興味のあることを話す	・相手が知らないことでも構わずに話を進めたり，わかりきったことをわざわざ言ったりする ・自分から質問したのに相手の答えを聞いていない ・会話の間合いやうなずきなどのタイミングが早い，または遅い ・相手との親しさや距離間を考慮しない話し方で，厚かましいあるいは他人行儀な印象になる ・字義通りにことばを解釈する（比喩や皮肉の理解が困難）

知的能力障害の有病率は約1％と報告されている[1)]．知的能力障害の原因は，出生前要因，周産期要因，出生後要因など様々で，遺伝要因や環境要因などが相互に関与し合っていると考えられている．知的能力障害の原因となる代表的な疾患として，ダウン症候群，脆弱X症候群，クラインフェルター症候群，ターナー症候群，プラダ・ウィリー症候群，ウィリアムズ症候群などがある．

(2) 自閉症スペクトラム障害（autism spectrum disorder：ASD）

自閉症スペクトラム障害では，対人的相互関係の質的障害（対人面の問題＝他者とのやりとりが難しい）と，興味や活動が限定された反復常同的あるいは執着的行動（例：強いこだわり）を認める．

これまで，DSM-Ⅳでは「広汎性発達障害」と呼ばれ，5つの下位分類（①自閉性障害，②レット障害，③小児期崩壊性障害，④アスペルガー障害，⑤特定不能の広汎性発達障害）が設定されていたが，DSM-5-TR[1)]では「自閉スペクトラム症」に診断名が統一された．

自閉症スペクトラム障害の特徴的な症状を**表5-2**に示す．

自閉症スペクトラム障害の有病率は約1％と報告されている[1)]．自閉症スペクトラム障害の原因は，基本的にはよくわかっていないが，遺伝的要因，大脳の機能・構造の要因があるのではないかと考えられている．

(3) 特異的言語発達障害（specific language impairment：SLI）

特異的言語発達障害では，聴覚障害，知的能力障害，対人的相互関係の質的障害など，言語発達を阻害する要因が認められないにもかかわらず，言語発達が特異的に障害される．特異的言語発達障害は，医学的診断名ではなく，DSM-5-TR[1)]「コミュニケーション症群」の下位分類である「言語症（language disorder）」に相当する．

> **つながる知識**
> **【言語発達障害】**
> ことばの理解や表出の発達（音声言語の発達）について，子どもがその年齢から期待されるレベルに達していないため，そのことが子どもの日常生活や学校生活で不利益をこうむる状態をいう．

特異的言語発達障害の有病率は，英語圏の調査で7.4％と報告されている[2)]．Leonard（レオナード）[3)]は，英語圏の特異的言語発達障害児の特徴として，動詞の文法形態素（例：現在進行形の -ingや，過去形の -ed）の脱落があることを指摘しており，その背景に音韻処理（音韻短期記憶，音韻ワーキングメモリー）の問題があると述べている．

近年，聴覚障害，知的能力障害，対人的相互関係の質的障害などの言語発達を阻害する要因が認められないのに，ことばの表出のみ遅れる（ことばの理解は年齢相当）2歳児をレイトトーカー（late talker：LT）と呼ぶようになっている．レイトトーカーは2歳児全体の13％に生じるが，そのほとんどが就学前までに言語発達が典型発達の段階に追いつくといわれている[4)]．一方で，レイトトーカーと呼ばれる幼

表5-3　発達性ディスレクシアの定義[9]（発達性ディスレクシア研究会）

発達性ディスレクシアは，神経生物学的原因による障害である．その基本的特徴は，文字（列）の音韻（列）化や，音韻（列）に対応する文字（列）の想起における正確性や流暢性の困難さである．こうした困難さは，音韻能力や視覚認知力などの障害によるものであり，年齢や全般的知能の水準からは予測できないことがある．聴覚や視覚などの感覚器の障害や環境要因が直接の原因とはならない．

児の6～17%は，4歳で特異的言語発達障害に移行することも明らかになっている[4]．したがって，レイトトーカーと判断された幼児については，4歳頃まで注意深く様子を見守る必要がある．

(4) 限局性学習障害（specific learning disorder：SLD）

限局性学習障害は，教育界（文部科学省[5]）と医学界（DSM-5-TR[1]）の双方で定義され，それぞれの定義には重なる部分と異なる部分がある．文部科学省[5]の定義では，全般的な知的発達に遅れがなく，「話す，聞く，読む，書く，計算するまたは推論する」能力の習得と使用に著しい困難があること，とされている．一方，DSM-5-TR[1]の定義では，学習困難の領域を「読む，書く，計算」に限定している．また，DSM-5-TR[1]では，知的機能について「知的に正常域」という文言の記載はなく，境界知能も含んだ概念と考えることができる．

> **つながる知識**
> **【境界知能】**
> 境界知能の知能指数（IQ）は71～84とされている．境界知能児は学校不適応に陥りやすく，教育上の個別配慮が必要であるものの，実態は通常学級から特別支援学級の狭間にあることも多く，適切な支援が届きにくい状況にある[6]といわれている．

限局性学習障害児の80%には読み書きの障害があるという研究報告[7,8]があることから，限局性学習障害の中心的な問題は読み書き，すなわち発達性ディスレクシアだと考えられている．

(5) 発達性ディスレクシア（発達性読み書き障害）（developmental dyslexia：DD）

発達性ディスレクシアについて，日本では，発達性ディスレクシア研究会[9]が独自の定義を示している．詳細を**表5-3**に示すが，簡単にまとめると以下のようになる．

①大脳機能や構造の問題があり，先天性と推測されている．

②文字（列）から音韻（列）への変換（＝読み）や，音韻（列）から文字（列）への変換（＝書き）について，正しく読んだり書いたりする側面（＝正確性）や，すばやく読んだりすばやく字の形を思い出したりする側面（＝流暢性）に困難を示す．

③読み書きの習得に関与する認知機能の弱さがあり，練習を十分行っても通常の方法では読み書きの習得が困難となる．その結果，生活年齢や知的能力に見合った読み書きのスキルが獲得できない．

日本における発達性ディスレクシアの有病率は，約8%と報告されており[8]，日本の発達障害で最も多い障害である．日本では，発達性ディスレクシアの障害仮説について，以下3つの認知障害を併せもつことが多いことが明らかとなっている[10]．

①音韻能力の障害（音韻能力とは，1つの単語の中にある別々の音声を把握し，その音的イメージを操作する力）

②自動化もしくは呼称速度の障害（自動化もしくは呼称速度とは，視覚的に提示された絵や記号から，それに対応する語音を想起し表出するまでのスピード）

③視覚認知力の障害（視覚認知力とは，図形の形態を把握し，その形態を記憶する力）

表5-4　注意欠如・多動性障害の特徴的な症状

不注意	・気が散りやすい（注意散漫） ・集中力がない ・ケアレスミスが多い ・指示に従えず，課題を最後までやり遂げない ・すべきことを順序立てて行うことができない ・整理整頓ができない ・忘れ物や失くし物が多い
多動性	・落ち着きがない ・常に体が動いている ・授業中や座っているべき時に席を離れて歩き回る
衝動性	・思いついたことをすぐに行動に移してしまう，ことばに出してしまう ・しゃべりすぎる ・相手が話し終える前に話し始める ・順番を守れない

(6) 注意欠如・多動性障害（attention-deficit/hyperactivity disorder：AD/HD）

大脳の機能障害で，不注意症状（例：気が散りやすい）や，多動性／衝動性症状（例：落ち着きがない）が見られる．注意欠如・多動性障害の特徴的な症状を**表5-4**に示す．

注意欠如・多動性障害の有病率は，約5%と報告されている[1]．注意欠如・多動性障害の原因は，多因子遺伝，すなわち特定されていない複数の遺伝子の組み合わせと考えられている．注意欠如・多動性障害をもつ対象児は，自己嫌悪，自尊心の低下，情緒障害（不安症候群）などの問題を抱えていることが多く，この問題が解消されないと，反抗挑戦症（親や教師などに対して，拒絶的もしくは反抗的な程度をとり，口論をけしかけるなどの挑戦的な行動を起こす）や素行症（他者への暴力行為，窃盗，放火，器物損壊などの反社会的行動）といった二次障害を引き起こすことになる．

(7) 脳性麻痺（cerebral palsy：CP）

脳性麻痺は，主に周産期（妊娠22週～出産後7日未満）に生じた脳の病変を原因とする，姿勢と運動の異常を示す状態像を指す．日本では，1968年に厚生省脳性麻痺研究班[11]が「受胎から新生児期（生後4週間未満）の間に生じた，脳の非進行性病変に基づく，永続的なしかし変化し得る運動および姿勢の異常である．その症状は満2歳までに発現する．進行性疾患や一過性運動障害，または将来正常化するであろうと思われる運動発達遅滞は除外する」と定義している．

病型分類は，筋緊張の異常（痙直型，アテトーゼ型，失調型など）と，麻痺の部位（四肢麻痺，両麻痺，片麻痺など）で表現される（**表5-5，表5-6**）．

脳性麻痺の有病率は，出生1,000人あたり約2名（0.2%）[12]と報告されている．脳性麻痺の原因としては，周産期要因が最も多い．痙直両麻痺型脳性麻痺の典型的な画像所見である脳室周囲白質軟化症は，早産や低出生体重児にみられ，重度の視覚認知障害を引き起こす．

つながる知識

【脳室周囲白質軟化症（periventricular leukomalacia：PVL）】

早産児は脳血流の調整が未熟な時期に出生するため，容易に脳血流量が減少する．さらに脳室周囲白質周辺の血管が未発達であるため，虚血（動脈血量の減少による局所の貧血）に陥りやすい．これらの要因が，脳室周囲白質に虚血性の壊死病変を生じさせる．

(8) 重症心身障害（severe motor and intellectual disabilities：SMID）

重症心身障害は医学用語ではなく，発達期に生じた重度の運動障害と重度の知的

表5-5　脳性麻痺の筋緊張の異常

病型	内容
痙直型	錐体路障害がある（筋緊張亢進，腱反射亢進）
アテトーゼ型	錐体外路障害がある（不随意運動，腱反射消失）
失調型	小脳障害によるもので，振戦がある
混合型	各タイプの重複

表5-6　麻痺の種類と部位

麻痺の種類	麻痺の部位
四肢麻痺	両上下肢・体幹
両麻痺	両下肢・体幹，両上肢にも軽い麻痺あり
片麻痺	片側の上下肢・体幹

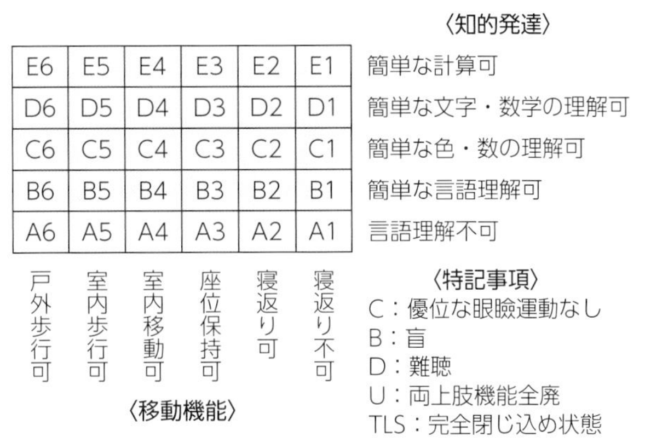

図5-1　横地分類（改訂大島分類）[13]（横地健治，2015）

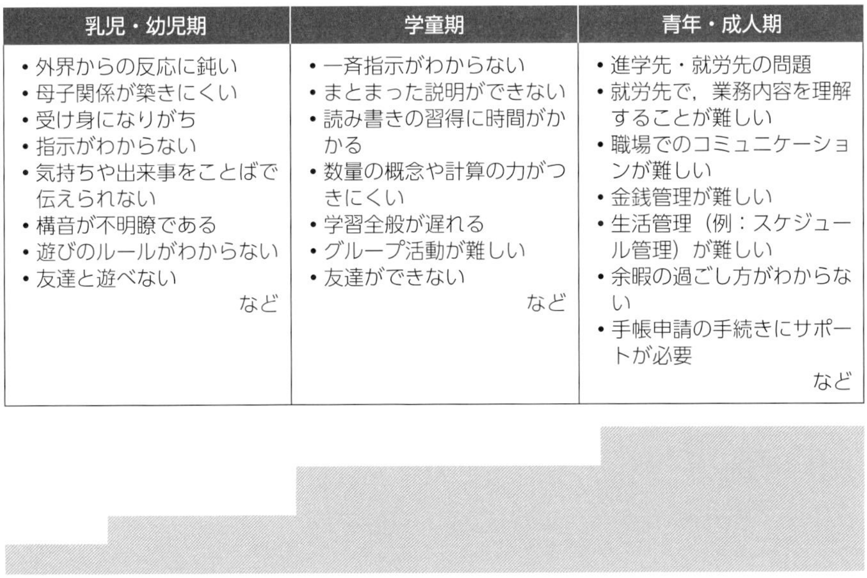

図5-2　ライフステージに応じて生じる問題（知的能力障害の場合）

能力障害を併せもつ状態を表す児童福祉上の用語で，脳性麻痺も含まれる[12]．医療的問題の多くは，呼吸障害と摂食嚥下障害である．

重症心身障害の重症度を段階づける横地分類（改訂大島分類）[13]では，重症心身障害はA1・A2・A3・B1・B2・B3に相当すると考えられる（**図5-1**）．

2 ライフステージからみる臨床のポイント（図5-2）

小児期にみられる障害では，乳児・幼児期や学童期だけでなく，青年・成人期においても様々な問題が生じる．**図5-2**に知的能力障害のある人のライフステージに応じて生じる問題を整理した．発達に課題のある子どもと関わる際，言語聴覚士は

「対象児には，療育の先に，学校教育を受け，社会人として生活する長い人生がある」ということを意識した上で，専門性を発揮する必要がある．言語聴覚士として，対象児の症状を適切に把握し，科学的根拠に基づいた指導を実施することが重要であることは言うまでもないが，小児期の言語障害は完治しないという前提に立ち，目先の療育だけでなく，他職種と連携と取りながら，場合によっては社会資源もうまく取り入れて，対象者の長い人生を見据えた対応が重要と考えられる．

文献

1）高橋三郎，大野　裕（監訳）：DSM-5-TR 精神疾患の診断・統計マニュアル．医学書院，2023.

2）Tomblin JB, et al：Prevalence of specific language impairment in kindergarten children. *Journal of speech, language, and hearing research*, **40**(6)：1245-1260, 1997.

3）Leonard LB：Children with Specific Language Impairment, 2nd ed, MIT Press, 2014.

4）田中裕美子：レイトトーカー，特異的言語発達障害，言語学習障害・読み障害の発達的関係．言語聴覚士のための言語発達障害学（石田宏代，石坂郁代編）第２版，pp157-165，医歯薬出版，2016.

5）文部省学習障害調査研究協力者会議：学習障害児に対する指導について（報告），1999.（https://www.mext.go.jp/a_menu/shotou/tokubetu/material/002.htm）（閲覧日：2022 年 10 月 17 日）

6）緒方康介：境界知能児における WISC-Ⅳモデルの因子不変性．教育心理学研究，**65**：466-476, 2017.

7）Lyon GR, et al.：A definition of dysfunction of dyslexia. *Annals of Dyslexia*, **53**：1-14, 2003.

8）Uno A, et al.：Relationship between reading/writing skills and cognitive abilities among Japanese primary-school children：Normal readers versus poor readers (dyslexics). *Reading and Writing*, **22**：755-789, 2009.

9）発達性ディスレクシア研究会：発達性ディスレクシアの定義（https://square.umin.ac.jp/dyslexia/）（閲覧日：2022 年 10 月 17 日）

10）宇野　彰・他：発達性ディスレクシア（発達性読み書き障害）の背景となる認知障害―年齢対象群との比較―．高次脳機能研究，**38**(3)：267-271, 2018.

11）和田勇治：ハイリスク児に対する評価．脳性麻痺リハビリテーションガイドライン（日本リハビリテーション医学会監修）第２版，p21，金原出版，2014.

12）斉藤吉人：Ⅸ小児言語障害学 2. 小児の重複障害（脳性麻痺・重症心身障害など）．言語聴覚士テキスト（大森孝一・他編）第３版，pp307-317，医歯薬出版，2018.

13）横地健治：大島分類・横地分類．新版重症心身障害療育マニュアル（岡田喜篤監修），pp13-15，医歯薬出版，2015.

（後藤多可志）

2. 成人期にみられる言語・認知系の障害

われわれの脳は，ことばを組み立てたり理解したりすること（言語），ものごとを記憶すること（記憶），周囲の環境や刺激に適切に注意を向けること（注意），道具を適切に使うこと（行為）など，様々な高次の機能すなわち**「認知機能」**を担っている．これらの機能は，視覚や触覚などの感覚や，手や足を動かす運動と比べてより高いレベルの脳機能であるため，**「高次脳機能」**と呼ばれる．**「認知機能」と「高次脳機能」は，ほぼ同じ意味**で用いられる．

言語や記憶など，ある程度独立していると考えられる個別の各高次脳機能はすべて，意識や感情といった土台となる高次脳機能に支えられている．また，個別の各高次脳機能の上には，それらをまとめるような働きの高次脳機能があると考えられている．**高次脳機能は階層をなしている**のである（**図 5-3**）．

高次脳機能を担う大脳は，左右の半球に分かれている．単純な感覚や運動は，右半球が体の左側を，左半球が体の右側を主に支配しており，左右の半球の働きは鏡に映したような関係である．一方，より高次の脳機能は左右半球が均等にその働きを分担しているのではなく，たとえば言語機能は右より左半球の関わりがはるかに大きく，たとえば空間に注意を向けることは左より右半球が得意な働きである．このように，各高次脳機能が左右半球のどちらかに偏在していることを**側性化**という．

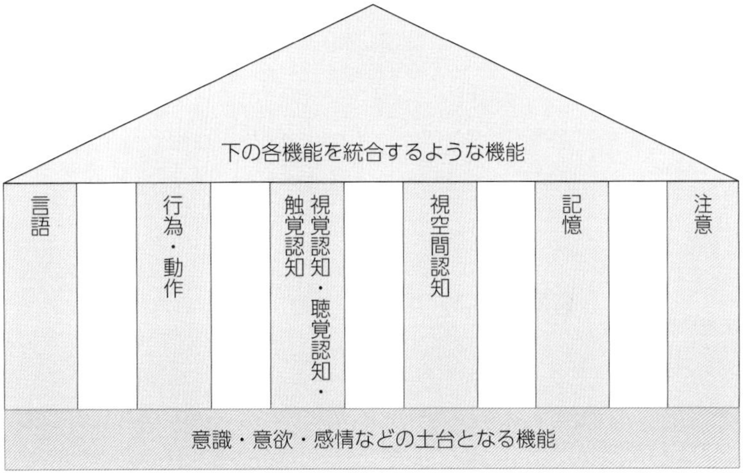

図5-3　高次脳機能の階層性
それぞれの高次脳機能はすべて横並びの関係ではなく，階層をなしている．高次脳機能を家に例えると，意識や感情などの土台の上に，言語や記憶などの個別の機能の柱が立ち，それらを統合する機能が全体にかかる屋根である．

また，言語表出を司っているのは前頭葉，言語理解を司っているのは側頭葉，行為を司っているのは頭頂葉というように，脳の部位ごとに担っている機能が異なっていることを**機能局在**という（**⇒54頁**）．

脳の損傷をきっかけに言語障害や記憶障害などが起こり，成人になるまで特に問題がなかった日常生活に困難が生じることがある．これらの障害は，**高次脳機能障害**と呼ばれる．言語の理解や表出の障害である失語症は，高次脳機能障害の一つであるが，伝統的に言語聴覚士が関わる主たる領域として扱われ，また評価や治療の研究も独自に進んでいることから，言語聴覚士教育では分けて扱われているのが現状である．

> **つながる知識**
> **【高次脳機能障害の2つの定義】**
> 学術的な定義には，すべての高次脳機能障害が含まれる．その中で，主に脳外傷による記憶障害，注意障害，遂行機能障害，社会的行動障害のみを取り上げたものが行政的な定義である．

[高次脳機能障害とは]

高次脳機能障害とは，**脳が何らかの原因により損傷を受けたことによって引き起こされる**高次脳機能の障害である．たとえば，ストレスによっても記憶を失ったり声が出なくなったりすることがあるが，**脳に損傷がない場合は高次脳機能障害には含まれない**．

高次脳機能障害には，失語症，記憶障害，注意障害など，様々なものがあるが，これらのうちどの障害を「高次脳機能障害」に含めるかは，歴史的な経緯により，学術的（医学的）な定義と行政的な定義の**2つの定義**が存在する．

> **キーワード**
> **【病巣】**
> 高次脳機能障害を扱う領域では，脳血管が破れたり詰まったりする問題によって影響を受けた脳部位を病巣という．

[高次脳機能障害を引き起こす原因]

高次脳機能障害の原因には，**脳血管障害**（脳梗塞，脳出血など）や**神経変性疾患**（前頭側頭型認知症など），**脳外傷**（交通事故などによる脳損傷）などがある．

脳血管障害は，脳血管が詰まったり破れたりしてしまうもので，**病巣**が明らかであり，その病巣は左右半球どちらかのみであることが多い．神経変性疾患は，特定の脳細胞が徐々に死滅してしまうことで脳の萎縮が起こり，進行性である．特に萎縮が強い部位はあるが，脳全体かつ左右両半球とも疾患の影響を受けていることが多い．脳外傷は，衝撃により脳が揺り動かされることで，直接損傷を受けた部位に加えて反対側の部位も損傷され，**びまん性軸索損傷**もみられることが多い．

> **キーワード**
>
> **【びまん性軸索損傷】**
> びまん性とは，全体的に広がっていること．びまん性軸索損傷とは，脳への衝撃によって脳内のいたる所で脳神経細胞の軸索が傷つき，複数箇所で断線が起こっているために情報伝達がうまくいかないような状態である．

高次脳機能障害はその原因によって障害像が異なるため，それに応じて評価の方法やリハビリテーションの進め方も変わってくる．高次脳機能障害に対してアプローチを行う場合は，「脳に何が起こったことによって，この高次脳機能障害が引き起こされているのか」という視点が大切である．

1 種類と特徴

高次脳機能障害の種類と特徴について，土台となる機能の障害である背景症状，失語症，失語症以外の高次脳機能障害の順で概説する．

(1) 背景症状

土台となる機能に問題があれば，その上にのっている各機能については正しく評価することが難しくなる場合が多い．意識障害などの土台となる機能の問題を，**背景症状**とよぶ．高次脳機能障害について評価を進める時には，はじめに背景症状の有無を確認し，その後，土台の上にのる各機能について評価を進めていく．

たとえば，ある人に失語症があるかどうか，判断を求められたとしよう．もしその人が意識のない状態であった場合，その判断は可能だろうか．おわかりの通り，答えは「判断できない」である．土台となる機能の一つである意識が大きく低下しているため，土台の上にのる言語機能については判断できないのである．また，ある人に記憶障害があるかどうか，判断を求められたとしよう．もしその人が，ひどく興奮していて会話も十分に成立しないような状態であった場合，言うまでもなく記憶障害の有無については判断できない．土台となる機能の一つである感情が乱れているため，土台の上にのる記憶機能については判断できないのである．

(2) 失語症

失語症とは，言語機能の障害である．言語機能は，高次脳機能の中でも側性化が最も顕著な機能である．つまり，言語の表出や理解に右半球も関わってはいるが，明らかに左半球が主となっている．そのため，失語症の病巣は左半球損傷が多い．

失語症では，「話す」「聞く」「読む」「書く」のすべての言語モダリティ（言語様式）が障害される．それぞれのモダリティの障害について，具体的な症状の例を**表 5-7** に示す．

損傷される脳部位によって各言語モダリティの障害の程度には差があり，そのため**失語症には様々なタイプがある**．たとえば，脳の前方が損傷されると，発話は非流暢で意図する内容の表出が困難であるが，聴覚的理解はある程度保たれるタイプの失語症が生じる．脳の後方が損傷されると，発話は流暢でぺらぺらと話すことはできてもその内容は意味が通じにくく，聴覚的理解が困難なタイプの失語症が生じる．失語症のタイプ分類は，流暢性，復唱，聴覚的理解の3つの側面の障害の程度を基準とするとわかりやすく，現在わが国では，**図 5-4** に示すように8つに分けるタイプ分類が広く使われている．

どのタイプの失語症でも，その重症度にかかわらず，他者とのスムーズな意思疎通が難しくなるため，日常生活に大きな影響を及ぼす．失語症の有無を判断できる

表5-7　失語症の各言語モダリティにおける主な症状の例

言語モダリティ	症状の例
話す	・「りんご」と言いたいのに，「り…ん…ぐぉ」とスムーズに言えず，音が歪む（発語失行） ・「りんご」と言いたいのに，「みかん」と言ってしまう（意味性錯語） ・「りんご」と言いたいのに，「りんど」と言ってしまう（音韻性錯語） ・「りんご」と言いたいのに，「り…りご…りん…」とことばが思い出せない（喚語困難） ・「女の子が，公園と，犬，遊ぶ.」のように，文法的に正しい文が言えない（失文法）
聞く	・「りんご」と聞いても，「りんど？」と語音の同定ができない（語音認知の障害） ・「りんご」と聞いて，「りんご」と復唱することができても，その意味がわからない（単語の意味理解障害） ・「おばあさんがおじいさんを引っ張る」と「おじいさんがおばあさんを引っ張る」の意味の違いがわからない（統語理解障害）
読む	・文字を見てもその意味がわからない（読解の障害） ・「犬」を「ねこ」と読み誤ったり（意味性錯読），「りんご」を「りごん」と読み誤ったり（音韻性錯読）する（音読の障害）
書く	・「馬」と書きたいのに，「牛」と書いてしまう（意味性錯書） ・「りんご」と書きたいのに，「りごん」と書いてしまう（音韻性錯書）

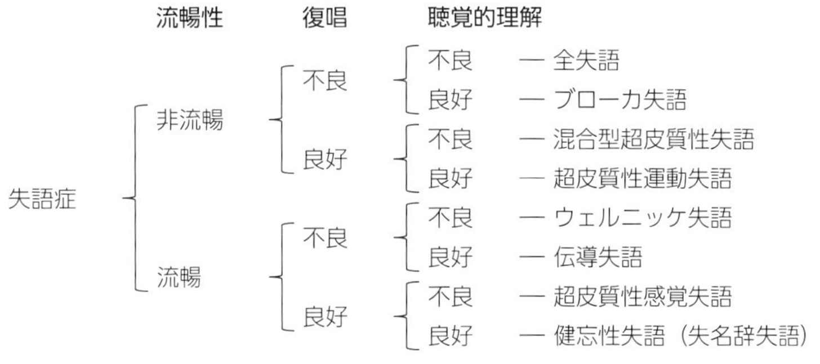

図5-4　流暢性，復唱，聴覚的理解の症状に基づいた失語症タイプ分類[1]（Benson DF et al., 1996より改変）

言語検査はいくつかあるが，簡単な会話や，身の回りの物品の名前を言ってもらうだけでも，言語障害は検出できる.

(3) その他の高次脳機能障害

主な種類とその特徴，具体的な症状の例，主な病巣について，**表5-8**に示す．そのうち，言語聴覚療法の現場で出会うことが多い高次脳機能障害について，以下に解説する.

①失行

行為・動作の障害としては，**観念運動性失行**や**観念性失行**が挙げられる．観念運動性失行はパントマイムの障害であり，道具をもたずにその道具を使うまねができない.「おいでおいで」や「バイバイ」も，行うよう命じられるとうまくできない．これらは，命じられて意図的に行おうとするとできないが，日常生活で意識しない場面では自然にでき，**自動性と意図性の乖離**がみられる．観念性失行は道具使用の障害であり，それまで使い慣れた道具をうまく使うことができなくなる．自動性と意図性の乖離はみられず，意識してもしなくても同じように道具が使用できない．行為・動作は左半球に側性化がみられるため，観念運動性失行，観念性失行ともに左の頭頂葉病巣で引き起こされる．

> **キーワード**
>
> **【自動性と意図性の乖離】**
> 意識するとできないが無意識の自然な場面ではできるという現象をさし，言語の表出，言語理解，行為・動作など様々な機能でみられる．

②視空間障害

視空間障害の中で代表的なものは，**半側空間無視**である．半側空間無視は，いずれの半球の病巣でも生じるが，右半球病巣による左半側空間無視の方が圧倒的に多い．日常生活では，目の前に置かれたお膳の右半分のお皿だけに手をつけ，左側にあるお皿には気づかずに残してしまったり，病院内で右にばかり曲がり目的の場所にたどりつけなかったりする．「見えない」のではなく「気づかない」という「無視」の症状であり，それだけに，自分が片側の空間にだけ注意が向きにくくなっている自覚はない．半側空間無視を検出できる検査があるが，重度の場合には顔が常に右を向いているなどの症状がみられ，検査をしなくても行動観察からすぐに判断できることも多い．

③記憶障害

記憶には様々な種類があるため，記憶障害の症状も一様ではない．過去の出来事が思い出せなくなるのはエピソード記憶の障害と呼ばれ，このような状態を引き起こす脳の部位としては，前頭葉下面の後方，視床，側頭葉内側面（海馬）が代表的である．また，意味記憶の障害が生じると，ものの意味や語の意味がわからなくなるため，住所を尋ねられて「ジュウショって何ですか？」と返したりする．意味記憶は，側頭葉の前方部とのつながりが強いと考えられている．記憶障害を検出する検査は簡便なものから複雑なものまで多数あるが，行動観察や会話の中でも記憶障害の有無を判断することが可能である．

④遂行機能障害

言語機能や記憶機能に比べれば，遂行機能というのはつかみどころがないように感じられるかもしれない．遂行機能は実行機能とも呼ばれるが，これは単一の機能というよりは，目標を定めてそれを達成するための計画を立てたり，もし計画通りにものごとが進まない時は柔軟に行動を変えたりする総合的な問題解決能力と考えるとわかりやすい．この機能は前頭葉の特に前頭前野と呼ばれる領域が担っているため，この領域の損傷により遂行機能障害が生じる．遂行機能障害が生じると，目的を達するためにはどのような行動をとればよいのかがわからない，必要な手順がわからない，状況が変化してもそれに合わせて考えや行動をアップデートすることができない，などの問題が生じ，日常生活をスムーズに進めることが難しくなる．そのため，遂行機能障害を検出する検査はあるが，日常生活の行動観察からも判断することができる．

⑤認知症

認知症の多くは進行性であり，脳の病変が徐々に広がることによって様々な高次脳機能障害が生じてくる．たとえば，**アルツハイマー型認知症**では脳の萎縮が海馬周辺からはじまるため，初期にはエピソード記憶の障害が目立つが，その後萎縮が頭頂葉の方に広がると失行や視空間障害も生じるようになる．認知症はタイプによ

> **ここが重要**
>
> **【認知症とは】**
> 「認知機能」という語は，「高次脳機能」とほぼ同じ意味であり，ある程度独立した機能である言語や記憶のように，認知という独立した機能があるわけではない．「認知症」というのは，認知という独立した機能が低下した状態なのではなく，複数の高次脳機能すなわち複数の認知機能が低下して，それまで当たり前に行っていた日常生活に困難が生じている状態のことである．

表5-8　失語症以外の高次脳機能障害の主な種類と特徴・症状の例・主な病巣

種類	特徴	症状の例	主な病巣
失行	行為・動作の障害．意図する行為ができない，道具を適切に使用できない，などの問題がみられる	・歯磨きのまね（パントマイム）を求められた時に，歯磨きにはみえない方向に手を動かす（観念運動性失行） ・手にもったスプーンをうまく使えず，スムーズにご飯が食べられない（観念性失行）	・左の頭頂葉
失認	視覚や聴覚など特定の感覚モダリティのみにおいて，対象が認知できない障害	・鈴をみてもそれが鈴だとわからないが，音を聞けばすぐに鈴とわかる（視覚性失認） ・目をつぶってはさみを触ってもそれがはさみだとわからないが，見ればすぐにわかる（触覚性失認）	・左の後頭葉から側頭葉にかけて（視覚性失認） ・右または左の頭頂葉（触覚性失認） ・両側の側頭葉（聴覚性失認）
視空間障害	見ている空間にまんべんなく注意を向けたり，空間の中での自分の位置を認識したりすることが難しくなる障害	・右または左のどちらかの空間のみ，注意が向きにくく，そこにある物に気付かない（半側空間無視） ・今いる地点とこれから行こうとする地点の位置関係がわからないために，道に迷う（道順障害）	・右半球の様々な部位（左半側空間無視） ・主に右の頭頂葉（道順障害）
記憶障害	記憶の障害．過去の出来事を思い出せない，ものの意味（いわゆる知識）がわからなくなる，などの問題がみられる	・3日前にどこで何をしたか問われても思い出せない（エピソード記憶の障害） ・「ニンジン」とは，オレンジ色で皮があって甘い野菜である，ということがわからない（意味記憶の障害）	・主に前頭葉，視床，海馬（エピソード記憶の障害） ・左の側頭葉前部（意味記憶の障害）
注意障害	注意の障害．集中力を保ち続けられない，同時に行う複数の課題に適切に注意を振り分けられない，などの問題がみられる	・本や新聞を読み続けることができず，読み始めて少し経つと読み飛ばしが多くなる（持続性注意の障害） ・電話をしながらその内容についてメモを取ることができない（注意の配分の障害）	・左右の前頭葉
遂行機能障害	遂行機能とは，いわば問題解決の能力である．目標を立てる，計画する，実行するなどの，目的をとげるために必要なすべての機能が含まれる．その能力の障害	・旅行の目的地を決めても，そこに行って観光するために必要な移動手段の検討や宿の手配などが段取りよくできず，うまく計画を立てられない． ・旅行に出かけてから公共交通機関の運休など予定外のことが起こった時に，利用する交通機関やその日の宿泊先を変更するなどの柔軟な対応ができない	・左右の前頭葉
脳梁離断症状	脳梁の損傷により左右半球の情報のやりとりが不十分になり，そのために引き起こされる様々な症状	・右手では正しくできる書字が，左手ではできない（左手の失書） ・パジャマを着ようとして右手でボタンをはめると，左手がそのボタンをはずしてしまう（拮抗失行）	・脳梁
認知症	記憶や言語などの複数の機能が低下し，社会生活に影響が出ている状態	・財布をしまった場所を忘れてしまい，「嫁が盗った」と言う（アルツハイマー型認知症のもの盗られ妄想） ・実際はそこにいない人や動物などがありありと見える（レビー小体型認知症の幻視）	・海馬を中心とした側頭葉内側面（アルツハイマー型認知症） ・後頭葉（レビー小体型認知症）
脳外傷による高次脳機能障害	記憶障害，注意障害，遂行機能障害などの多彩な障害が生じやすい．失語症は生じにくい	・会話がキャッチボールにならず，自分だけ話し続けたり，今の話題に合わない話をしたり，話がどんどんそれていったりする（非失語性のコミュニケーション障害）	・前頭葉，側頭葉，後頭葉など，複数箇所が同時に損傷され得る

つながる知識

【視覚性失認】
形がまったくわからないものから，形は認識できるものまでいくつかタイプがあるが，どのタイプでも見ているものが何であるかという「意味」はわからない．視覚以外の感覚モダリティでは問題がない．

【記憶の種類】
記憶には，エピソード記憶や意味記憶などことばで表せる陳述記憶だけでなく，ことばでは表しにくい非陳述記憶もある．自転車の乗り方など体で覚える記憶は手続き記憶と呼び，非陳述記憶に含まれる．

つながる知識

【脳梁離断症状】
左右半球が連携できない脳梁離断の状態では，側性化が左にある言語や行為の機能は，左半球が動きを司る右手で行うことはできるが，左半球の情報が右半球に伝わらず，右半球のみでこれを行う，つまり右半球が動きを司る左手で行うのが難しい．

ってそれぞれ症状も異なり，**レビー小体型認知症**では幻視やレム睡眠行動障害，**前頭側頭型認知症**では**社会的行動障害**が特徴的である．

⑥脳外傷による高次脳機能障害

脳外傷による高次脳機能障害は，脳血管障害による高次脳機能障害とは病態が大きく異なる．直接損傷を受けた部位と，脳が揺り動かされることでその反対側の部位と，複数の部位が同時に損傷されることに加え，びまん性軸索損傷も生じることで，記憶障害，注意障害，遂行機能障害など多彩な高次脳機能障害が生じる．失語症，失行，失認が生じることは少ないが，社会的行動障害や情緒の障害などもみられるため，入院中は大きな問題なく過ごしていたが，退院後や復職後に，受傷前のように仕事がこなせなかったり人間関係を結べなかったりという問題に直面することも多い．このような人を支援する目的で，失語症，失行，失認，認知症を含まない高次脳機能障害の**行政的な定義**が定められた．

当事者の全体像を簡単に伝える時には，高次脳機能障害を一括りにして「高次脳機能障害がある」という表現を用いることもあるが，リハビリテーションを進める上ではこれだけでは不十分である．**表 5-8** に挙げた高次脳機能障害は，それぞれが完全に独立しているものではなく，互いにある程度オーバーラップしている．絡んだ糸を少しずつほどいていくように，多種の高次脳機能の中でも，どの機能が保たれていて，どの機能が障害されているのかを見極めていくことから，リハビリテーションがスタートする．

つながる知識

【社会的行動障害】
高次脳機能障害の一つであり，前頭側頭型認知症や脳外傷後にみられる．非常識な行動をとったり，他人とうまく関係を結べなくなったりという症状である．

【行政的な定義ができた経緯】
高次脳機能障害の患者は，身体の麻痺や失語症がある場合には身体障害者手帳の対象であり，以前から各種サービスを受けることができた．しかし，脳外傷では麻痺や失語症が生じることは少ないため，このようなサービスの対象外であり，主に記憶障害，注意障害，遂行機能障害，社会的行動障害により生活が困難になっている人々への支援の必要性が1990年代後半に国会で取り上げられた．2001 年から 5 年かけて国の主導で「高次脳機能障害支援モデル事業」が行われ，行政的な定義が定められたのである．

2 ライフステージからみる臨床のポイント

一度傷ついた脳細胞は再生が難しいため，高次脳機能障害は改善することはあっても，完全に障害がなくなって元通りの状態になることは期待できない．そのため，一度障害を負ってしまうと，生涯にわたってその障害と共に生きていくことになる可能性が高い．だからこそ言語聴覚士は，当事者が障害を持ちつつもより良くよりその人らしく生きていくことができるように力を尽くさねばならない．

われわれが周りの人々と関わり合いながら日常生活をスムーズに送るためには，言語によるコミュニケーションが欠かせない．そのため，失語症はその程度にかかわらず，また，どのライフステージかにかかわらず，当事者にとっても周りの人にとっても日常生活や人間関係の構築に大きな影響を及ぼす．低下した言語機能を向上させるための訓練を続けつつ，当事者の生活に必要な活動を見極め，残存機能や代償的な手段を使って当事者が可能な限り意思を伝達できるよう，当事者と周りの人々双方に実用的なアプローチを行っていくことが必要である．

（1）若年者への臨床のポイント

高次脳機能障害に限ったことではないが，若年で障害を負った場合には，復学や復職の問題が出てくる．若年者の高次脳機能障害の原因は，脳血管障害や神経変性疾患よりも脳外傷が多いため，記憶障害や注意障害，遂行機能障害，社会的行動障害などを併せもち，障害像はより複雑になる．まずは各高次脳機能について詳細な評価と分析を行い，低下した機能が少しでも向上するように機能的な訓練を継続しながら，学校や職場に戻るために必要なことを把握し，それに合わせて，当事者に実用的な訓練を行う．家族や学校の担任や職場の人には，当事者が今の状態で得意なことと不得意なことを伝え，共に環境を整える．当事者が生徒や学生の場合は，学校を卒業して環境が変わればそれに合わせて新たなリハビリテーションの介入が必要になることもある．

(2) 高齢者への臨床のポイント

高齢で高次脳機能障害が生じた場合は，上述の若年者の場合とは介入の方針が異なる．たとえば，仕事をすでに退職し，担っている社会的役割もほとんどなく，リハビリテーションの目標が家庭復帰という場合には，必ずしもすべての高次脳機能について詳細な評価を行う必要はない．高齢であるがゆえに詳細な評価が当事者の心身の負担になるようであれば，簡便な評価にとどめるべきである．また，昨今は高齢者の独居や夫婦二人のみの世帯が増加しており，入院から自宅に帰れるかどうかは家族の介護力も考慮に入れて検討する必要がある．

高齢発症の高次脳機能障害の主なものは，認知症である．アルツハイマー型認知症やレビー小体型認知症など，神経変性疾患による認知症は進行性である．今はできていることでも，時間が経つにつれできなくなってしまうことが増えていく．われわれ言語聴覚士は，専門的な知見から今後どのような経過が予想されるのかを伝えることができ，それによって認知症の症状によって起こり得るトラブルを減らすこともできる．また，各機能が低下していくのは当事者にとっても家族にとっても辛いことであるため，継続して心理的な支援を行うことが重要となる．

以上のように，高次脳機能障害は完治が難しい障害であるため，発症時の年代によって介入方法が変わってくる．また，言語聴覚士として病院内で当事者に介入するのか，在宅で訪問リハビリテーションを提供するのか，入所施設内で介入するのかなどによって，当事者の人生のどの段階で関わりをもつのかが違ってくる．しかしながら，どのライフステージなのかにかかわらず，当事者はこれから先，高次脳機能障害を抱えながら人生を送っていくことを常に考え，当事者の身に起こり得る困難を予想し，その困難を少しでも減らし，当事者がより自分らしく生きていけるように最善の支援を行うのが言語聴覚士の責務である．

文献

1) Benson DF, Ardila A：Aphasia：A Clinical Perspective. Oxford University Press, New York, 1996.

（八鍬央子）

B. 発声発語系の障害

1. 発声発語障害

発声発語障害は，音声障害，発話障害，流暢性障害に分けられる（**表5-9**）.

表5-9　発声発語障害の種類と特徴

障害の種類	病態による障害の分類	特徴
音声障害	①喉頭の組織異常 ②喉頭の炎症性疾患 ③喉頭の外傷 ④全身性疾患 ⑤音声障害をきたす呼吸器・消化器疾患 ⑥心理的疾患・精神疾患 ⑦神経疾患 ⑧その他の音声障害（機能性発声障害を含む） ⑨原因不明の音声障害[1]	声質，声の高さ，声の大きさ，発声努力などの変化により，コミュニケーションを損なう，あるいは声のQOLが低下する音声の障害
発話障害	運動障害性構音障害	発声発語器官の運動麻痺，失調などの筋制御不全による発話の障害
	器質性構音障害	発声発語器官の形態や機能の異常による発話の障害
	機能性構音障害	言語の獲得途上で，発声発語器官の異常がなく，原因が明らかでない発話の障害
	発語失行	発声発語器官に運動麻痺や失調，不随意運動がなく，意図的に話そうとすると出現する特殊な構音とプロソディの異常による発話の障害
流暢性障害	吃音	音から音，語から語，文から文へのスムーズな発話の流れが障害される発話の流暢性の障害
	クラタリング	話し手の母語の典型的な速度に比して全般的に速すぎると知覚されたり，速度が不規則すぎたり，あるいはその両方であるような部分が会話に出現する発話の流暢性の障害

ここが重要

【音声障害と発声障害】
発声障害は発声という動作に関連して生じる障害で，音声障害よりも広義に捉えられる．音声障害を伴うことが多いが，発声中の咽喉頭痛や息苦しさなど自覚症状のみで，音声障害を伴わない場合もある．

【嗄声】
典型的な声質の異常である．シャーシャーと息漏れに聞こえる気息性，ガラガラ，ゴロゴロと聞こえる粗ぞう性，気張っていかにも力んでいるように聞こえる努力性，弱々しく聞こえる無力性という聴覚印象から構成されている．

a. 音声障害

1 種類と特徴

発話者の年齢や性別，文化社会的背景，さらには加齢などの生理的変化を考慮しても，声の高さ，声の大きさ，声質，声の持続性の4つの属性のうち，1つ以上の属性が正常範囲を超えている場合を**音声障害**という[2]．

正常な声帯振動の前提条件は，**①発声時に声門が適度に閉じる，②肺から気管を経て呼気流が声門を通過する，③声帯が適度に緊張している，④声帯粘膜が十分な粘弾性をもつ，⑤声帯粘膜表面に適度な湿気がある，⑥左右声帯の形状や性状が対称的**である，ことである[2]．

- 音源となる声帯組織に異常があると，上記の声帯粘膜の粘弾性や粘膜表面の湿度，左右声帯の対称性に異常が生じ，さらに声門閉鎖も不十分となる．その結果，喉頭原音の音源となる声帯振動は不規則となり，**嗄声**となる．
- 声帯の運動障害では，左右声帯の対称性に異常が生じ，さらに声帯の緊張が適切でないことが多い．さらに発声時に声門が十分に閉じないこともある．その結果，息漏れの気息性嗄声となることが多い.

- 発声の仕方に問題があると，声門閉鎖や声帯の緊張に異常をきたし，音源となる声帯振動の異常が起こる．その結果，粗ぞう性嗄声や努力性嗄声となる.
- 声帯の緊張に異常があると，声帯筋が前後に引き伸ばされて，声の高さが高すぎることがある.
- 声門閉鎖の異常は，声門が閉じないために大きな声が出せず，大きさの異常となることがある.
- 呼吸器疾患や全身疾患などによって呼気が持続できないため，声の持続性の異常が起こることがある.

したがって，声の高さ，声の大きさ，声質，声の持続性の 4 つの属性の異常を聴き分けることで，音源となる声帯で何が起こっているか想像できる（**図 5-5**）.

音声障害の特徴的な病態は，声質の異常（嗄声）である．しかし，声質の異常は自覚されないことが多い．声質の異常を訴える患者の多くは，悪性疾患（喉頭がん）を心配している．悪性疾患でなければ，声は出ているので仕事や生活には困らないとする患者も多い．そのため，訓練の適応となっても終了予定まで訓練継続しない患者も多い.

音声障害患者のうち，声帯の組織や形態異常が認められる患者は 6〜7 割程度，運動障害が認められる患者は 1 割程度，声帯に器質的異常のない発声行動異常が認められる患者は 2 割程度と言われている.

言語聴覚士の訓練対象となるのは，主として声帯に器質的異常のない発声行動の異常が認められる患者である．たとえば，第二次性徴期に起こる変声障害や，発声時に筋緊張調節がうまくいかない筋緊張性発声障害，ストレスによって発声困難となった心因性発声障害などが適応となる．また，声帯の組織異常である声帯結節や喉頭肉芽種，加齢性声帯萎縮，喉頭神経の障害による声帯麻痺などの一部も訓練対象となることがある.

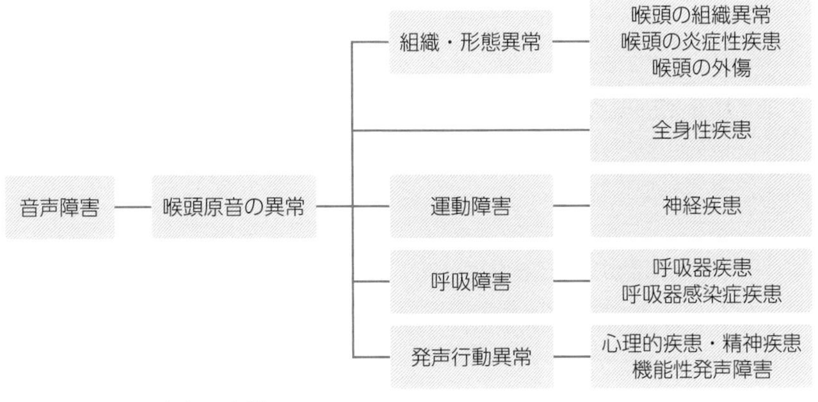

図 5-5　主な音声障害の原因疾患と病態

2 ライフステージからみる臨床のポイント（表5-10）

表5-10　ライフステージ別好発疾患の種類

	乳幼児期	学童期	思春期	青年・成人期	高齢期
喉頭の組織異常	先天性喉頭横隔膜症，喉頭乳頭腫，喉頭軟弱症	小児結節（男児）		喉頭乳頭腫，声帯結節（女性），声帯ポリープ（男性）	喉頭がん，加齢性声帯萎縮，ポリープ様声帯（喫煙者）
心理的疾患 精神疾患				心因性発声障害（30代未満女性）	
神経疾患	脳性麻痺			痙攣性発声障害（若年女性）	脳血管障害，本態性音声振戦症
その他の音声障害			変声障害（男性）		

- 喉頭の炎症性疾患，喉頭の外傷，全身性疾患，音声障害をきたす呼吸器・消化器疾患は，すべてのライフステージで発症する．
- 乳幼児期に起こる喉頭の組織・形態異常は，ほとんどの症例で気管切開による気道確保が優先される．したがって，泣き声のような自動反射的な声も出せず，音声表出が難しいことが多い．そのため，言語発達に影響が出る可能性もある．乳幼児期の先天性喉頭横隔膜症や喉頭軟弱症では，喉頭の発育異常や先天異常により両側声帯間に隔膜ができたり，吸気時に喉頭蓋や周囲の組織が喉頭腔に引き込まれたりして，気道狭窄が起こり呼吸困難となる．呼吸困難が顕著であれば，呼吸を確保するために気管切開を行い，気管孔に気管カニューレを挿入する．こうしたカニューレの選択や管理に加え，乳幼児期の発声に向けた支援などが必要となる．
- 高齢期では，喉頭がんや加齢性声帯萎縮などの組織異常に加えて，脳血管障害による迷走神経への障害によって声帯麻痺などの運動障害が好発する．脳血管障害による影響は，声帯の運動障害だけでなく，声の共鳴腔である口腔や咽頭腔の運動異常も引き起こす．したがって，音声障害だけでなく発話障害（特に運動障害性構音障害）も併発していることが多い．また，喉頭がんや下咽頭がんなどの進行がんに対して喉頭摘出手術が行われると，音源となる声帯もなくなる．喉頭摘出後の無喉頭音声（代用音声）の訓練も言語聴覚士が行う．

b. 発話障害

1 種類と特徴

発話時の言語音がなんらかの原因で，日本語としての音韻的特徴から逸脱している状態を発話障害と呼ぶ．発話障害は，さらに**図5-6**に示すように，**発話運動の準備（プランニングやプログラミング）障害と発話運動の実行障害**に分けられる．

[発話運動の実行障害]

(1) 運動障害性構音障害

中枢神経系あるいは末梢神経系の損傷によって，発声発語器官に筋制御不全が生じた結果，現れる発話障害の一種である．

神経・筋の損傷の原因（脳血管障害，神経変性）によって，発声発語器官の筋制

ここが重要

【発話運動のプランニングとプログラミング】
構音の企画・設計をする過程をいう．つまり，複数の構音器官がどのように動くかの設計図を描くのがプランニングであり，その設計図通りに各構音器官をどのくらいの力で，いつ，どのタイミングで，どの方向へ，どの範囲で動かすかを設計図として具現化するのがプログラミングである．

【運動障害性構音障害】
通常，舌，口唇，軟口蓋，下顎などの構音器官を用いて語音を産生することを構音と呼び，構音障害とはその操作異常あるいは形態異常という狭い意味で使っている．一方，神経系の損傷による筋制御不全は，構音器官だけでなく，呼吸器，喉頭，鼻咽腔，顔面にも及び，声や共鳴，プロソディにも影響している．したがって，運動障害性構音障害は狭義の構音障害ではなく，発話全体の障害を意味している．

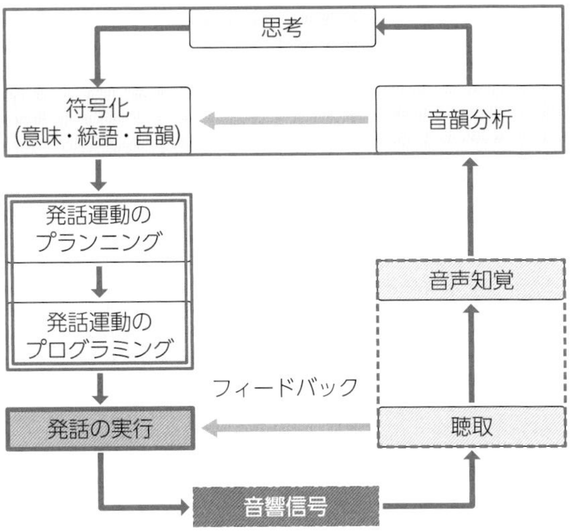

・グレー部分：思考や符号化，音韻分析などの認知的要因を示す→発達障害や知的能力障害
・二重線ピンク部分：正常な発話運動に必要な感覚運動指令の障害を示す→失行*
・点線ピンク部分：感覚・知覚性要因を示す→聴覚障害
・太枠線ピンク部分：発話の実行の運動・神経性要因や器質性要因を示す→運動障害性構音障害や器質性構音障害，機能性構音障害

*失行は，麻痺や感覚障害などがなく運動能力には問題がないにもかかわらず，しかも指示の理解はできるのに，指示や模倣で慣れ親しんだ動作が適切に行えない障害を意味している．その中でも構音とプロソディの障害を発語失行と呼んでいる．

図5-6　発話障害のモデル[3)]（今富摂子，2021）

> **ここが重要**
>
> **【上位運動ニューロン】**
> 大脳皮質運動野や脳幹に始まって，運動情報を下位運動ニューロンに伝える経路を意味している．上位運動ニューロンの障害があると，錐体路徴候（痙性，筋力低下，深部腱反射亢進，バビンスキー反射）が現れる．
>
> **【痙性麻痺】**
> 上位運動ニューロンの障害により，筋力は低下するが筋緊張が亢進するため，手足が動かしにくかったり勝手に動いてしまったりする状態．手指が握ったままとなり開きにくい，肘が曲がる，足先が足の裏側のほうに曲がってしまうなどの症状がみられる．
>
> **【断綴性発話】**
> 発声に必要な喉頭筋群の協調運動が障害されることによって生じ，酔っ払ったような，数語ずつ途切れとぎれで不明瞭な話し方をいう．

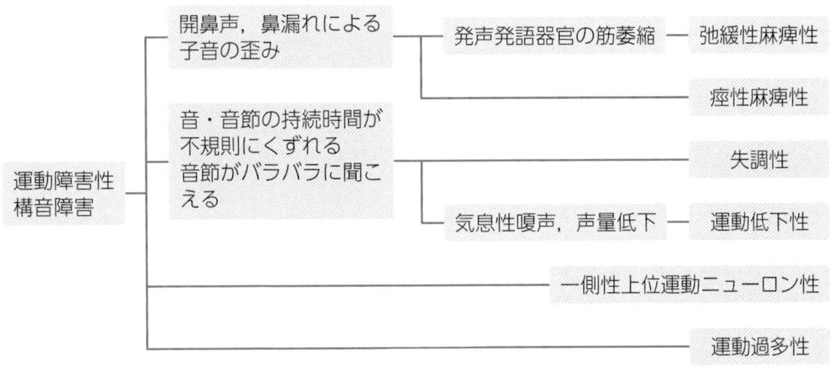

図5-7　運動障害性構音障害の発話特徴と分類[3)]（小澤由嗣，2021より改変）

御不全のタイプが異なり，結果的に発話症状も大きく次の6つのタイプに分類される（**図5-7**）．

①**痙性麻痺性（両側性上位運動ニューロン損傷）**：喉頭過緊張による努力性・粗ぞう性嗄声，開鼻声，発話速度低下

②**一側性上位運動ニューロン性**：舌や口唇の**痙性麻痺**に起因する子音・母音の誤り

③**弛緩性麻痺性（下位運動ニューロン損傷）**：顕著な筋力低下や運動範囲の制限や運動速度の低下による声門閉鎖不全，鼻咽腔閉鎖不全などによる気息性嗄声，開鼻声

④**失調性**：小脳の障害による発声発語器官の運動失調に起因する**断綴性発話**

⑤**運動低下性**：随意運動の調節などに関わっている大脳基底核の障害による声量低下，気息性嗄声，抑揚に乏しい発話

⑥**運動過多性**：大脳基底核の障害による**不随意運動**に起因する突発的な発話開始や停止

(2) 器質性構音障害

発声発語器官の形態や機能の異常による構音障害を意味する．小児では，**口唇・口蓋裂**，**粘膜下口蓋裂**，**先天性鼻咽腔閉鎖機能不全症**，**舌小帯短縮症**などが挙げられる．成人では口腔・中咽頭がんによって口腔あるいは鼻咽腔の器質的変化（外科治療や放射線治療，薬物治療などによる組織欠損，筋萎縮，線維化など）に起因する発話障害をきたす．

(3) 機能性構音障害

言語の獲得途上で，運動・神経性要因，器質性要因を除く発話の実行過程の障害を機能性構音障害と呼ぶ．したがって，**構音点**や**構音方法**の誤りのほかに，発達途上で認められる誤り（未熟構音）や**特異な構音操作**による誤りも観察される．

音の誤りを以下の３つに分類する．さらに，語の音の**配列の誤り（例：たいこ taiko → kaito）**なども認められる．

①目標音が他の音にかわって聴取される**置換（例：そら sora → tora）**

②子音が落ちて後続母音のみが聴取される**省略（例：めがね megane → egane）**

③置換・省略のいずれにも分類されない**歪み〔例：ケーキ ke：ki → ke：k△i（k△ は tɕ に近い音）〕**

[発話運動の準備障害]

(1) 発語失行

発声発語器官に麻痺，筋緊張異常，失調，不随意運動などの異常がなく，運動を遂行する能力が保たれ，かつ命令は理解されているのに，刺激に応じて運動を正しく遂行できないために，**①一貫性に乏しい構音の歪み**，**②不自然な音の途切れや引き伸ばしといった音のつながりの異常**，**③アクセントや抑揚の異常**を中核症状とする発話障害を発語失行と呼ぶ．失語症の**喚語困難や音韻性錯語**との鑑別が重要である．また，幼児期でも異常な筋反射や筋緊張のように神経・筋に明らかな異常所見の認められない発達性発語失行が報告されている．

2 ライフステージからみる臨床のポイント

発話障害の出現時期によって，発達性と後天性に分類することもある．つまり，言語発達の過程において出現した発話障害は，原因にかかわらず発達性とし，正常言語習得後に生じた発話障害は，後天性とする．たとえば，口蓋裂による器質性構音障害は発達性発話障害であり，口腔がんによる器質性構音障害は後天性発話障害に分類する．

- 小児期の発話障害には，**①言語環境**，**②聴力**，**③構音器官の形態・機能**，**④言語発達や運動発達のような心身発達**，**⑤適切な構音操作**が大きく影響している．
- 養育者の態度は，患児のコミュニケーション態度や言語発達だけでなく，心身の発達にも大きく影響する．必要以上に誤りを指摘しないなど，養育者の養育態度も重要である．
- 口蓋裂のように患児の外表奇形は，養育者にとっても精神的負担は大きく，受け入れ難いことも多い．一方で，患児も成長に伴い外表奇形のことでからかわれた

ここが重要

【不随意運動】
随意運動は大脳基底核や小脳による調節を受けているが，大脳基底核や小脳に障害があると意思によらず不随意運動が生じる．最も頻度が高いのが振戦であり，安静時に出現する．

【口唇・口蓋裂】
胎生6～8週で上顎や内側鼻突起の融合不全が原因で，口唇や口蓋の一部に欠損または披裂を示す先天奇形である．口唇・口蓋裂と同じく鼻咽腔閉鎖機能不全に起因する疾患として粘膜下口蓋裂や先天性鼻咽腔閉鎖機能不全がある．

【舌小帯短縮症】
舌下面と口腔底をつないでいる舌小帯が短い状態で，短縮の程度によって舌の前方突出やラ行音の構音などに問題が生じることがある．

つながる知識

【発語失行と喚語困難・音韻性錯語との鑑別】
発語失行と同じような発話症状に喚語困難と音韻性錯語がある．言いたい単語が思い出せない喚語困難と，言いたい音が別の音に入れ替わってしまう音韻性錯語は，失語症で出現する．失語症はいったん獲得された言語記号の操作能力の低下ないしは消失であるのに対して，発語失行は言語記号の操作能力は保たれている．

り，いじめの対象となったりすることもあるので注意が必要である．この時期の介入では，原則として正常構音の習得が目標となる．

- 成人期では，患者の現在の発話能力を可能な限り発揮できるような介入を行う．しかし，機能訓練よりも発話明瞭度の向上やコミュニケーション手段の確保などが目標となることが多い．たとえば，機能訓練だけでなく，患者の会話場面での話し方の工夫（会話のテーマをあらかじめ伝えておく，短い文で話す，発話速度を落として発話明瞭度を上げるなど）の指導や拡大・代替コミュニケーション（AAC）手段の利用も積極的に行う．
- 患者の家族や周囲の人々への患者の発話に対する理解を促すことも重要である．たとえば，わからない時はわかったふりをせずに，その旨を患者に伝える，何について今話しているか確認をする，ゆっくり話すように促すなど発話場面での指導が必要である．
- 患者会（友の会）の紹介や患者が活動できる場面を増やし，患者がコミュニケーションを積極的にとれるようにする．他者との交流場面が減ると発話する機会が少なくなり，さらに機能が低下する可能性がある．居住地域での様々な支援を積極的に活用できるようにいろいろな情報を収集し，患者や家族に情報を提供する．
- 若年患者の場合，進学や就職，さらには復職に影響する．社会参加は，患者の自信と自立につながる．受け入れ先の状況にもよるが，可能な限りコミュニケーション面での支援ができるようにいろいろな情報を提供し，受け入れ先が患者を受け入れやすい環境作りを支援する．
- 運動障害性構音障害の場合，原因疾患が**進行性疾患**であることも多い．その場合，病気の進行によって発話の機能も低下していく．進行性疾患が原因となっている運動障害性構音障害では，患者の発話機能が低下していく分，適切な時期に拡大・代替コミュニケーション手段の導入や患者に合わせた環境設定が重要となる．病態の進行は，患者によっても異なるので，適切な介入時期を見誤らないようにする．

C．流暢性障害

1 種類と特徴

流暢性障害とは，音から音への移行が途切れたり，滑らかでなかったりする特徴的な話し方，すなわち**発話の非流暢性**（**表5-11**）を示し，そのことが発話者や家族にとって心理的・社会的に大きな支障をきたしている状態を意味する．

通常，発話の非流暢性は聴覚印象によるところが大きい．したがって，発話者や家族，あるいは周囲の人々が非流暢性発話に対してどう捉えるかによっては，心理的・社会的にネガティブな影響を及ぼすこともある．

発話の非流暢性とは，①**音や音節あるいは語の部分の繰り返し**，②**引き伸ばし**，③**阻止**（**ブロック**）の**中核症状**と言われる特徴的な発話に加えて，④語句の繰り返し，⑤挿入，⑥中止・言い直し，⑦途切れ，⑧間なども認められる．

幼児期の言語発達（格助詞や文の生成）に伴う時期に吃音に似た流暢性の**つまづき**が出現することがある．これを**正常範囲の非流暢性**と呼ぶ．**表5-11**の「語句の

つながる知識

【進行性疾患】
運動障害性構音障害を引き起こすパーキンソン病，進行性核上性麻痺，ハンチントン病，脊髄小脳変性症，筋萎縮性側索硬化症などは，原因が明らかでないにもかかわらず，ある系統の神経細胞が徐々に侵されて徐々に症状が進行していく．これらの疾患は神経変性疾患とも緩徐進行性疾患とも呼ばれている．

ここが重要

【発話の非流暢性の中核症状】
中核症状が100分節中3以上の場合に吃音と判断される．
①繰り返し（例：ぼぼぼぼぼくね）
②引き伸ばし（例：ぼーーーくね）
③阻止（例：・・・ぼくね）

表5-11　発話の非流暢性[4]（小澤恵美・他，2016より改変）

非流暢性の分類		具体的症状と説明		同義語
中核症状	繰り返し	音・モーラ・音節の繰り返し	・特定の音・モーラ・音節に聴取できるほどに音声化されて反復する ・反復する間に「挿入」や「間」などが入らない ・1モーラ語もこれに含める（「手，目」など）	連発
		語の部分の繰り返し	・語の一部が音声化されて反復する ・間に「挿入」「間」などが入らない	
	引き伸ばし	・子音部・半母音部・母音部または，1モーラ全体が音声化され，不自然に引き伸ばされる ・強調や個人の発話特徴ではない		伸発
	阻止（ブロック）	・構音運動の停止（発話運動企画がありながら，音声化直前に構音運動を停止させてしまった場合） ・語頭・語中・語尾のいずれでも生じる ・持続時間は，停止の瞬間から明確な目的音が音声化されるまでとする ・緊張性を伴うことが多い		難発
その他の非流暢性	語句の繰り返し	・語句以上のまとまりの反復，強調や感動の表現でないもの ・間に「挿入」「間」がないこと		
	挿入	・「えー，えっと，うーん，あのー，あのね」のように文脈からはずれた意味上不要な語音，語句の挿入		
	中止・言い直し	・語・文節または句が未完結に終わった場合，または音声上の誤り，文法上の誤り，読み誤りなどを，正しく言い直した場合（表現内容を変更して言い直した場合も含む） ・言い間違え（読み間違え）ても，言い直さない場合は数えない		
	途切れ	・語中や文節中の音の連続性の瞬間的な遮断と判断される ・緊張性を伴わない		
	間	・語句の前または間の不自然な無言状態（発話意図はありながら，発話運動が認められない） ・発話者の発話の流れにおいて不自然な場合（通常2秒以上とするが，発話者の年齢も考慮する） ・緊張性を伴わない		

繰り返し」や「挿入」「中止・言い直し」「間」など，その他の非流暢性が観察される．成長に伴い，発話の呼吸調節や発話運動機能の発達とともに減少していく．

この時期に，複数回の語頭音の繰り返し頻度が増え，さらに引き伸ばしや阻止（ブロック），力を入れて手足を動かすような**随伴症状**が認められれば，注意が必要である．正常範囲の非流暢性と吃音との鑑別が重要となる．

> **ここが重要**
>
> **【随伴症状】**
> 発話時に呼吸器や口腔・顔面，頭頸部，四肢，体幹などに正常な発話に必要とされる以上に身体運動や緊張を伴うことを意味する．これは吃音症状から抜け出そうとする解除反応とも言われている．

非流暢性障害は，発達性吃音，獲得性吃音（神経原性吃音・心因性吃音），そして吃音とは特性の異なるクラタリングに分類される（**表5-12**）．

（1）発達性吃音

通常，**吃音**とは**発達性吃音**を意味している．ほとんどが幼児期（2〜5歳）で発症し（発症率5〜8%），発吃後，自然治癒する場合が50〜75%と言われている．低年齢での発症に男女差はないが，次第に男児の方が増える傾向にある．したがって，自然治癒率も女児の方が高い．就学後の有病率は約1%とされている．つまり，100人に1人が吃音者となる．

（2）獲得性吃音

青年期以降に発達性吃音のなかった人で，脳損傷や変性疾患，精神疾患などを契機に非流暢性が出現する場合を獲得性吃音と呼ぶ．獲得性吃音は，さらに**神経原性吃音**（**症候性吃音**）と**心因性吃音**に分類される．

- 神経原性吃音は，脳血管障害，頭部外傷，神経筋疾患，薬剤などによって生じる．

表5-12　非流暢性障害の種類と特徴[3)]（原　由紀，2021より改変）

	発達性吃音	神経原性吃音	心因性吃音	クラタリング
発症時期	ほとんどが幼児期	通常は13歳以上の青年・成人	通常は13歳以上の青年・成人	学童期以降（診断できる時期）
発話症状	中核症状（語頭・文頭が多い）	中核症状（語中・語尾でも生じる）	中核症状（語中・語尾でも生じる）	正常範囲の非流暢性が多い．衝動的な発話で，発話速度が非常に速くなるか，不規則になる．不明瞭な構音．語間に生じる
症状変動性	目や状況・課題によって変動	変動なし	課題による変動は少ないが，時に訓練で劇的な改善を示すことあり	緊張場面の方が改善傾向
適応性効果*（繰り返し音読）	あり	ほとんどなし	なし	慣れによる悪化
症状の自覚	あり	あり	あり	ほとんどなし
予期不安**	あり	なし	なし	なし
二次的症状	工夫や回避あり	ほとんどなし	ほとんどなし	なし

*同じ文章を音読回数を重ねると吃音が減少することを適応性効果という．一方，同じ文章を音読すると同じ箇所で吃音が出やすいことを一貫性効果という．

**吃音者が苦しむ心理的反応の一つに予期不安があるといわれている．発話の前や発話中に，「このあと吃音が出るのではないか」と吃音を予期して不安に思う．この結果，心身の緊張が高まり，予期不安が的中して吃音が出るという悪循環に陥りやすい．

症状は一過的な場合もあるが，継続する場合もある．

- 心因性吃音は，脳血管障害や神経筋疾患などと関連なく，重大な心理的問題と関連して起こり，神経原性吃音に比してごく稀にしか生じない．

(3) クラタリング（早口言語症）

日本語発話者の発話速度が，日本語話者の典型的な発話速度に比べて，全般的に速すぎるか，発話速度が不規則すぎる，あるいはその両方であるような部分が発話の中で認められる場合，クラタリング（早口言語症）と呼ぶ．

クラタリングの自覚をもつ患児・者は，ほとんどいないので吃音を主訴として訪れることが多い．したがって，吃音を主訴とする患児・者の中にクラタリングが混在していると可能性が高い．

2 ライフステージからみる臨床のポイント

- 乳幼児期では，正常範囲の非流暢性と発達性吃音との鑑別が重要である．低年齢であれば，症状を自覚していることは少ないが，年齢が学童期に近づくと明確に吃音を自覚するようになる．周囲の反応から，ネガティブな自覚をさせないように家族や周囲の人々との協力が必要である．
- 学童期から青年期にかけては，集団や社会における自分の立ち位置を考えながら，自我の形成をしていく．この時期は，吃音をネガティブに捉えることで周囲とのコミュニケーションに消極的になったり，自分を必要以上に抑えたりすることもある．言語聴覚士は，いろいろなことをいつでも相談できる信頼関係を構築することが重要である．特に学校生活での発表や，英語検定試験や資格試験でのスピーチなど，担当教員や担当者との十分な調整を担う必要がある．
- 青年期では，進学や就職試験などの面接に不安を感じることも多い．面接場面での合理的配慮などの制度の利用について先方との調整を進めるとともに，吃音の自己開示についても患者と話し合いをし，先方と患者の相互理解を促進する．さらに就労に関しては，職場の環境や業務内容などについて，合理的配慮の申請をするか否か，慎重な話し合いが必要である．

文献

1）日本音声言語医学会，日本喉頭科学会編：音声障害診療ガイドライン 2018 年版，pp8-11，43-45，79-83，金原出版，2018.
2）廣瀬　肇：音声障害の医学的基礎，音声障害治療学（廣瀬　肇編），pp2-13，医学書院，2018.
3）今富摂子，小澤由嗣，原　由紀・他：標準言語聴覚障害学・発声発語障害学　第 3 版（城本　修，原　由紀編），pp130-143，201-211，246-249，264-276，医学書院，2021.
4）小澤恵美・他：吃音検査法　第 2 版　解説，pp.12-13，学苑社，2016.

（城本　修）

2. 摂食嚥下障害

1 種類と特徴

(1) 摂食嚥下障害の発症メカニズムと原因

摂食嚥下障害とは，食物を認識して摂取する時から，食べたり飲んだりする時の一連の動きが障害されることをいう．**摂食嚥下の5期**（⇒「**表 3-3**」**48 頁**）のすべてに生じ得る（**表 5-13**）．

嚥下障害と聞いて最初に思い起こす異常所見は「誤嚥」だと推察する（**図 5-8**）．加えて，「咳」「むせ」は誤嚥の徴候である．しかしながら，誤嚥には咳やむせを伴わない場合があり，このような誤嚥を**不顕性誤嚥**と呼ぶ．不顕性誤嚥を生じやすい状態の嚥下障害患者は，**誤嚥性肺炎（嚥下性肺炎）**のリスクがあるため，適切な嚥下機能の**評価**を行う必要がある．つまり，摂食嚥下障害の症状を引き起こしている「嚥下障害の原因」を見据えることが，介入する上で重要である．

嚥下反射の起こりにくさ（嚥下反射惹起の遅延）も嚥下障害の一つであり，誤嚥の原因となり得る．また，嚥下関連筋群の筋力低下が顕著になることによって，嚥下時に食塊を移送する圧力（嚥下圧）が不十分になり，残留や誤嚥が生じることがある．その他，器質的な異常や，医学的管理に伴う問題などにより，摂食嚥下障害を発症することもあるため，発症に関連する要因は多様である．

(2) 摂食嚥下障害を生じる疾患

摂食嚥下障害を引き起こす要因を包含している疾患は数多く存在する．摂食嚥下障害を引き起こす要因となる代表疾患を**表 5-14** に示す．

成人の摂食嚥下障害は，器質的な問題（食物搬送路の問題）と神経・筋・神経筋接合部の問題に大別することできる．また，高次脳機能障害によって 2 次的に摂食嚥下障害を認める場合や，フレイル，サルコペニアによって摂食嚥下障害を生じる場合など，問題点は多岐にわたる．つまり，摂食嚥下障害患者が抱える問題点は複合的であることが多いため，摂食嚥下機能の精査に加え，「嚥下障害の原因」を推論する必要がある．さらに，「嚥下障害の原因」を推論した後には，予後や治療について検討する必要がある．

たとえば，脳血管障害を発症した場合には，急性期・回復期などで大幅に摂食嚥下機能が改善する可能性がある．しかし，神経変性疾患を発症した患者の大多数は，

つながる知識

【摂食嚥下の「期」と「相」】
摂食嚥下を理解する上で重要な概念に「期」と「相」がある．嚥下関連器官の運動を「**期**（stage）」，食塊の移送の状態のことを「**相**（phase）」と呼ぶ．健常者で誤嚥が生じないのは，期（嚥下運動）と相（食塊の移動）が噛み合っているからである．しかし，摂食嚥下障害では「期」と「相」に“ずれ”が生じる．たとえば，食塊が咽頭に入って「咽頭相」となっても，「咽頭期」の運動が始まらないことがある．この“ずれ”が嚥下反射惹起の遅れであり，誤嚥の発生につながることもある．

【不顕性誤嚥（silent aspiration）】
咳やむせを伴わないため，食事場面で誤嚥を検出することが困難になる．専門的な摂食嚥下機能の評価が必要となり，評価および介入が複雑になる．

表5-13　摂食嚥下の5期と摂食嚥下障害の関係

①先行期（認知期）の障害	食物認知と，どのように食べるかの段階の障害
②口腔準備期の障害	食物の口腔内への取り込み，食塊形成，食塊保持の障害
③口腔期の障害	口腔内での食塊移送の障害
④咽頭期の障害	嚥下反射の惹起と食塊の咽頭通過の障害
⑤食道期の障害	食塊が食道に入り，食道を通過する段階の障害

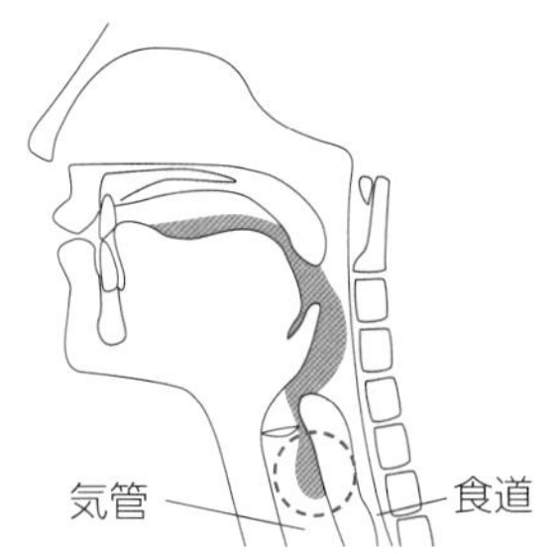

図5-8　誤嚥

表5-14　摂食嚥下障害の原因となる疾患

分類	摂食嚥下障害を発症する要因	疾患名，障害名，その他の因子
成人の疾患	**器質的な問題**	・先天奇形 ・口腔の腫瘍・外傷・炎症 ・頭頸部の腫瘍・外傷・炎症 ・食道憩室，食道狭窄，逆流性食道炎　など
	神経・筋・神経筋接合部の問題	・脳血管障害，頭部外傷，脳腫瘍 ・神経筋疾患 ・自己免疫疾患 ・精神疾患 ・薬剤の副作用　など
	高次脳機能の問題	・失行 ・注意障害 ・記憶障害 ・認知症　など
	その他の問題	・フレイル ・サルコペニア ・廃用症候群 ・心因性 ・不適切な医学的管理　など
小児の疾患	**・高次脳機能の問題 ・器質的な問題 ・神経・筋の問題 ・進行性疾患 ・運動障害を伴う疾患 ・その他の問題**	・脳性麻痺 ・口唇口蓋裂 ・筋ジストロフィー ・ダウン症候群 ・知的機能障害 ・自閉症スペクトラム障害　など

摂食嚥下障害が徐々に悪化するため，機能改善を目指すのではなく，障害を抱えながら生活していくことを念頭に置いた介入が中心となる．加えて，治療の一環として手術も選択肢に入り，摂食嚥下機能を改善させる手術（嚥下機能改善手術）や誤嚥を防止する手術（誤嚥防止術）などがある．病態などを踏まえた上で，適切な予後予測に基づき手術は検討される．

摂食嚥下障害を発症するパターンとしては，疾患などに伴い中途障害を生じる場合と，小児期から十分な摂食嚥下機能を獲得していない場合（**発達期摂食嚥下障害児（者）**）がある．発達期摂食嚥下障害児（者）は疾患別の特徴はあるが，個別で病態が異なるため，状況に応じた対応が必要であり，中途障害者とは対応が異なることに留意する必要がある．特に，小児の摂食嚥下障害は成長とともに，病態が変化

ここが重要

【不顕性誤嚥と誤嚥性肺炎】

通常は食物が食道ではなく，気管に入ってしまった場合には，咳やむせにより気管から排出する反射機能が生じるが，それが生じないため，不顕性誤嚥では誤嚥性肺炎が起こりやすい．

つながる知識

【摂食嚥下障害の評価】

摂食嚥下障害の病態像には一定の傾向があるが，詳細な評価を行わなければ正確な病態の把握は困難である．病態の全様を見渡しつつ，評価を進めることが重要である．

表5-15　摂食嚥下機能の発達段階

	発達段階	獲得する機能
生後～3歳頃までに獲得する機能	経口摂取準備期	乳汁を摂取する
	嚥下機能獲得期	食物を嚥下し始める時期
	捕食機能獲得期	口唇での取り込む時期
	押しつぶし機能獲得期	口腔内でつぶす
	すりつぶし機能獲得期	歯・歯茎で噛む
	手づかみ食べ機能獲得期	手でつかむ
	食具食べ機能獲得期	食具を使用する

表5-16　嚥下性肺疾患

通常型誤嚥性肺炎	明らかな誤嚥により生じた肺炎や，嚥下機能低下により生じた肺炎
メンデルソン症候群 (Mendelson's syndrome)	胃内容物の嘔吐に伴う誤嚥
胃切除後誤嚥性肺炎	胃切除や食道術後に胃液と胆汁が逆流し，生じる肺炎．咽頭期の嚥下機能に問題がない場合でも肺炎を繰り返すことがある
びまん性嚥下性細気管支炎 (diffuse aspiration bronchiolitis：DAB)	微量の誤嚥を日常的に繰り返し，細気管支に炎症をきたす病態．喘息や気管支炎と間違われやすい

することが多い．成人でも生じるような問題点に加え，味覚・運動・認知機能の発達などが，食事形態，咀嚼・嚥下運動などに影響を及ぼす．また，発達障害を認めない乳幼児についても，嚥下運動の発達については個人差が大きいため，定型発達を正確に理解しておくことが重要である（**表5-15**）．

(3) 摂食嚥下障害に関連する合併症やリスク

①合併症

誤嚥に関連して起こる肺疾患は複数あり，**表5-16**のように分類されている．

摂食嚥下障害と密接な疾患としては，**誤嚥性肺炎**がある（**図5-9**）．誤嚥性肺炎は嚥下機能障害のため，唾液や食物，あるいは胃液などと一緒に細菌が気道に入ることによって発症する．特に嚥下機能の低下している高齢者で発症することが多い疾患である．

②リスクとリスク管理

摂食嚥下障害に派生して，**低栄養**，**脱水**，**窒息**などを生じることがある．

医学的管理としては，呼吸ルートの確保や，痰を吸引しやすい状態にする目的で，**気管切開**を行うことがある（**図5-10**）．

栄養管理としては，栄養補給のルート確保するために，補助的な手段としてチューブなどを介して栄養補給をする**経管栄養法**が優先的に選択される．経管栄養法には，鼻からカテーテルを入れて栄養剤を注入する経鼻法と，腹部や頸部の瘻孔から栄養剤を注入する胃瘻，腸瘻，頸瘻などがある．それに加えて，点滴などの**静脈栄養法**によって栄養素を送り込む方法がある．静脈栄養法では消化管が使用されず，消化管の機能を保つことができないため，腸管が使用できる場合においては，経管栄養法が優先的に行われる．

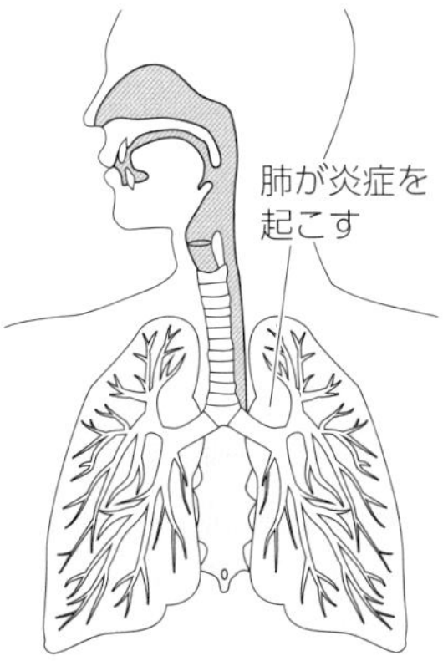

図5-9　誤嚥性肺炎

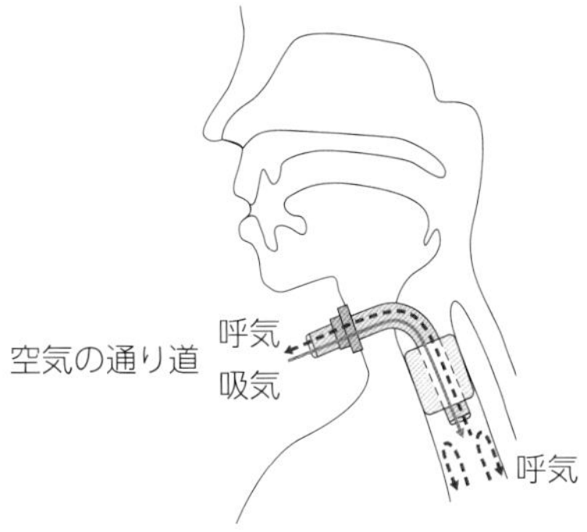

図5-10　気管切開

2 ライフステージからみる臨床のポイント

摂食嚥下障害を発症した当事者および家族が直面する問題は，ライフステージによって異なる．いずれにおいても摂食嚥下障害と生涯付き合っていくことを念頭に置き，本人および家族の支援を行う必要がある．しかしながら，言語聴覚士はどのような状況においても，摂食嚥下障害の原因を正確に把握する必要がある．摂食嚥下機能の低下に関連する徴候を早急に判別し，生活環境を含めた総合的な判断をすることが重要である．

(1) 乳幼児期における留意事項と臨床のポイント

乳幼児期の摂食嚥下障害児を育てる際に，母親は複合的な問題によって育児負担感を抱えている場合が多い．家族指導およびメンタルサポートを行い，育児負担感の軽減をはかることを念頭に置いて，介入する必要がある．さらに，言語聴覚士は発達期摂食嚥下障害児（者）の発達段階を適切に評価した上で，介入および家族指導を行う．

摂食嚥下機能は出生後から3歳頃まで段階的に発達する（**表5-15**）．加えて，成長に伴い口腔の形態は変化する．たとえば，乳幼児は成人と比較すると口蓋垂と喉頭蓋が接近しており，口腔と咽頭が形態的に誤嚥しにくい様相を呈している．また，乳児は反射運動によって乳汁を摂取しているので，飲む量を調整することができない．さらに，哺乳の際に空気を嚥下しやすいため，寝返りなどとともに乳汁やミルクを吐き戻してしまうことがあり，それを防ぐために，哺乳後には曖気（げっぷ）を出させることが重要である．

(2) 学童期における留意事項と臨床のポイント

学童期には学校生活や社会生活へと生活環境が広がる．学童期には食事の困難さを自覚することに伴い，「味わうことの楽しさ」や「食事中のコミュニケーションの楽しさ」の経験が乏しくなり，QOLの低下が懸念される．また，発達期摂食嚥下障害児（者）は乳幼児期から摂食嚥下障害が継続しているため，乳幼児期から学童期まで連帯的に評価，支援を行う体制が地域で確立されている必要がある．加えて，学童期に中途障害を生じる場合など，様々な患者像が想定されるが，社会生活に対する支援が行き届くような体制を確立することも言語聴覚士の重要な役割である．

(3) 成人期における留意事項と臨床のポイント

成人期に摂食嚥下障害を抱えると，社会復帰に難渋することが多い．たとえば，摂食嚥下障害のある人が，他の人と一緒に食事をしたり，イベントに参加したり，食事を伴う日常の活動に参加する際に，問題に直面することがある．この問題によって，生活の質の低下，社会的孤立，およびうつ病を引き起こす可能性があり，社会活動への適応を困難にすることがある．加えて，摂食嚥下障害だけでなく，失語症や高次脳機能障害などに伴うコミュニケーションの問題も合併していることが多いため，社会的支援を含めた対応を検討する必要がある．

発声発語器官の特徴としては，成人期は小児期と比較して口腔容積が拡張する．舌骨と喉頭の位置が下方に下がるため，咽頭腔は大きくなる．

(4) 高齢期における留意事項と臨床のポイント

高齢期に摂食嚥下障害を抱える高齢者は益々増加していくことが予見されている．誤嚥性肺炎を生じる高齢者は多いため，経管栄養法などの代替栄養法を使用せざるを得ない場面が多い．安全管理に留意した上で，経口摂取を進めるなどの QOL にも配慮した介入が必要になる．高齢期は嚥下各器官の予備能が全般的に低下することが知られている．

加齢以外に明らか原因を認めない嚥下機能の低下を**加齢性嚥下機能低下**（presbyphagia）と呼ぶ．具体的には，中枢神経，末梢神経，嗅覚・味覚機能の低下，歯の減少・消失，唾液分泌量の低下，喉頭下垂，嚥下反射の惹起性低下，嚥下運動の減弱，嚥下関連筋の筋力低下，呼吸筋筋力低下，肺の自助作用低下，咳嗽反射の閾値上昇，姿勢の変化（脊柱の変形）など，様々な機能が低下する．

加えて，高齢期には**フレイル**と**サルコペニア**などの問題が背景に存在すると考えられている．

さらに，前述した様々な疾患が摂食嚥下障害の要因として加わり，重篤な摂食嚥下障害を生じることとなる．超高齢社会が到来した現代社会において，言語聴覚士が介入する患者の多くは，**老年症候群**を伴う患者であることに留意する必要がある．

（永見慎輔）

> **キーワード**
>
> **【フレイル（frailty）】**
> フレイルとは，もともと「こわれやすさ」を意味することばで，フレイル高齢者とは，健常と要介護の中間的な状態の高齢者を指す．
>
> **【サルコペニア（sarcopenia）】**
> サルコペニアは，加齢に伴う筋肉量や身体機能の低下によって発生する．栄養障害と関連があることが知られている．
>
> **【老年症候群】**
> 加齢によって心身の機能が低下することにより，せん妄，認知症，フレイル，低栄養，褥瘡などの様々な症状が複合的に生じるものである．

C. 聴覚系の障害

1. きこえの障害

1 種類と特徴

きこえの障害は，大きく 4 つの分類方法があるといえる．①難聴側〔両耳（両側性）か片耳（一側性）か〕，②難聴の種類（**表 5-17**），③難聴の程度，④難聴の発症時期である．

(1) 難聴側

難聴が両側性の場合には，聞き取りだけでなく，コミュニケーションなど，様々

表5-17　きこえの障害の種類とその特徴

難聴の種類	障害部位	きこえの特徴	聴力図例
伝音難聴	・音が耳介から入って，内耳に入るまでの伝わり方における障害 ・外耳道閉鎖，耳垢栓塞，外耳道狭窄，中耳炎，中耳奇形，耳硬化症などがある	・音が小さく聞こえるが，補聴器で音を大きくすればはっきりと聞くことができる	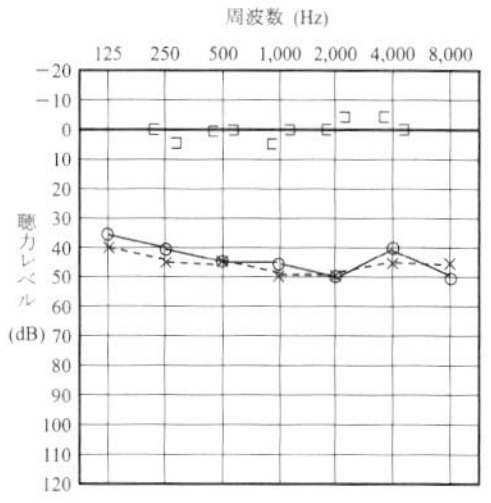
感音難聴	・内耳の中で，音を音響信号から電気信号に変換する障害，あるいはその後の電機信号の伝わり方における障害 ・音を感知する蝸牛における障害（内耳性障害）と蝸牛以降の障害（後迷路性難聴）があり，前者には突発性難聴，メニエール病，加齢性難聴，騒音性難聴など，後者には聴神経腫瘍などがある	・音が小さく聞こえるだけでなく，はっきりしない．補聴器で音を大きくしても，ことばははっきりしない．音の大きさの変化の感じ方が敏感になったり（補充現象），耳鳴りを感じたりする場合もある	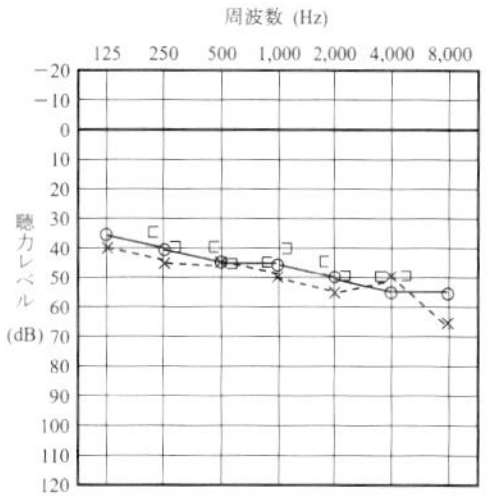
混合難聴	・伝音難聴と感音難聴の両方を有する障害	・伝音難聴と感音難聴の両方のきこえ方がある	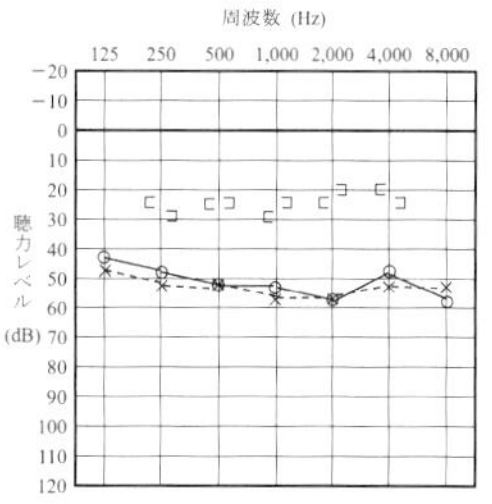

ここが重要

【難聴の発症率】
両側性難聴の発症率は一般的に約0.1％とされているが，文献によって若干の違いはみられる．一側性難聴の発症率は両側性難聴と同程度とされている．

【オーディトリーニューロパチー（auditory neuropathy）】
内耳の外有毛細胞の状態を測定する耳音響放射（OAE）は正常で，蝸牛神経以降の反応を示す聴性脳幹反応（ABR）で異常を示す疾患である．補聴器では効果が得られないが，人工内耳によって長期的な効果が報告されている．

な領域に影響を及ぼす．また，その難聴が先天性の場合には言語発達に影響するため，体系的な言語指導が必要となる（⇒「3．小児期のきこえの障害」**107頁**）．

一側性の場合には，片耳が正常であることから言語発達や学習には影響しないものの，雑音の中での聞き取りが難しい，音の方向がわかりにくいなどの問題を抱えやすい．新生児聴覚スクリーニング検査により，一側性難聴は両側性難聴と同様に早期に発見される例が多くなっており，幼少期のうちに将来生じ得る困難さについては説明が必要となる．

なお，両側性難聴の発症率は，1,000人に1.33人（約0.1％）といわれている．一方，小学生になると1,000人あたり2.83人，10～11歳では3.5人となり，進行性難聴などにより累計が変化するとされている[1]．

（2）難聴の種類

障害部位により伝音難聴と感音難聴に分けられ，詳細は**表5-17**の通りである．難聴の種類の測定は，純音を使った聴力検査によって行われる．外耳から内耳に至るまでの音を伝える過程でのきこえである気導聴力（**表5-17**のオージオグラムで"○"や"×"で表される聴力），頭蓋骨を伝って内耳に直接音を届ける過程のきこえである骨導聴力（**表5-17**のオージオグラムで"コ"や"匚"で表される聴力）の結果をもとに分類される．このほかにも，最近では明らかな難聴は伴わなくともことばの聞き取りが不良となるオーディトリーニューロパチー，難聴はないにもかかわらず，きこえにくさを訴え，聴力検査では低下を示す機能性難聴などもみられ，多様なきこえへの対応が求められている．

(3) 難聴の程度

表 5-18 に示す難聴の程度による分類がある．これは，オージオグラムで得られた周波数ごとの聴力をもとに平均聴力レベルを算出して分類する．聴力程度が重いほど，ことばの聞き取りが難しい．純音聴力検査で音の高さ（周波数）ごとのきこえの程度を確認することで，どのような音やことばがきこえているかを予測することができる．また，聴力だけではなく，ことばの聞き取りの程度を測定すること（語音聴力検査）で，音声言語での会話能力の予測にもつながる．

表5-18　きこえの障害の程度分類（日本聴覚医学会）

難聴程度	平均聴力レベル
軽度	25以上40 dB未満
中等度	40以上70 dB未満
高度	70以上90 dB未満
重度	90 dB以上

ここが重要

【平均聴力レベルの求め方】
500 Hz，1,000 Hz，2,000 Hzのそれぞれの聴力をa，b，cとして，(a+2b+c)/4として求めた4分法，もしくは(a+b+c)/3の3分法で算出することが多い．

(4) 難聴の発症時期

生まれつきの難聴（先天性難聴）と出生後に難聴がみられる後天性難聴に分けられる．さらに後者では，言語を獲得する前に生じる難聴（言語獲得前難聴）と言語を獲得した後に生じる難聴（言語獲得後難聴）に分けられる．言語獲得前に難聴があると，ことばの獲得だけでなく，人とのコミュニケーションに大きな影響を及ぼすため，早期に介入し十分な支援が必要となる．

2 聴覚補償機器

難聴を抱える場合には，きこえを補う機器が必要になる．一般的に補聴器あるいは人工内耳が用いられる（**図 5-11**）．

(1) 補聴器

補聴器は音を大きくする（増幅する）機器である．個々のきこえの程度に応じて，音の周波数や大きさ（音圧）を調整（フィッティング）する．また，環境にあわせて雑音をおさえて音声を聞きやすくする雑音抑制機能や，マイクロホンの指向性機能，出力された音が再びマイクロホンに入って出現する音（ハウリング）を抑制する機能などがあり，個々の状況にあわせて細かな調整を行うことになる．伝音難聴では補聴器の効果は高いものの，感音難聴では補聴器で音を補っても音の不明瞭さを改善させることは困難なため，ことばの聞き取り能力が低い場合には，補聴器での効果もみられにくい．

ここが重要

【外耳道閉鎖や小耳症のある人の補聴器】
骨導補聴器，骨導メガネ型，手術を伴う骨固定型補聴器(BAHA)，軟骨伝導補聴器が用いられる．最近では侵襲性がなく，見た目の問題もない軟骨伝導補聴器が選択されることが多い．

(2) 人工聴覚器

①人工内耳

聴力程度が重度になると，外有毛細胞の代わりに音情報を神経に伝えることのできる人工内耳の方が有用となる．人工内耳の手術を受ける上では，適応基準に該当するかどうかの判断が必要となる．**図 5-11** には，成人の人工内耳適応基準（2017年）の一部を示している（⇒「小児の人工内耳適応基準」**108 頁**）．聴力の基準以外にも，中耳の活動性炎症があるなど，慎重な適応判断が必要なものや，両耳聴の実現のため人工内耳の両耳装用が有用な場合にはこれを否定しないなどの考慮すべき事項が記載されており，適応基準を十分に理解しておく必要がある．人工内耳の手術後には，人工内耳での音のきこえを決定するための調整（マッピング）が必要と

<table>
<tr><th></th><th>補聴器</th><th>人工内耳</th></tr>
<tr><td>音の伝わり方</td><td>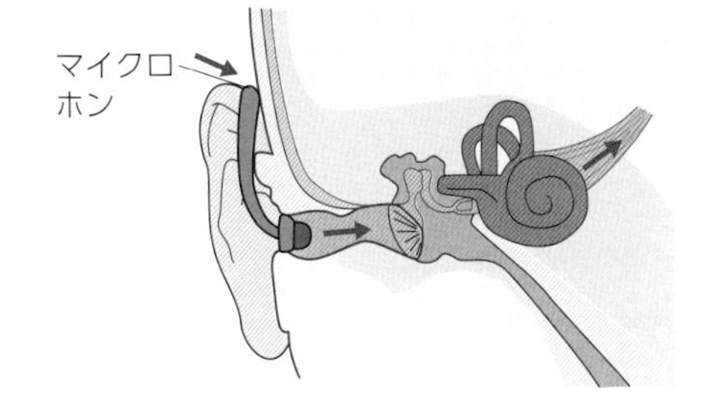

マイクロホン→補聴器アンプ→スピーカー→外耳道→中耳→内耳→蝸牛神経</td><td>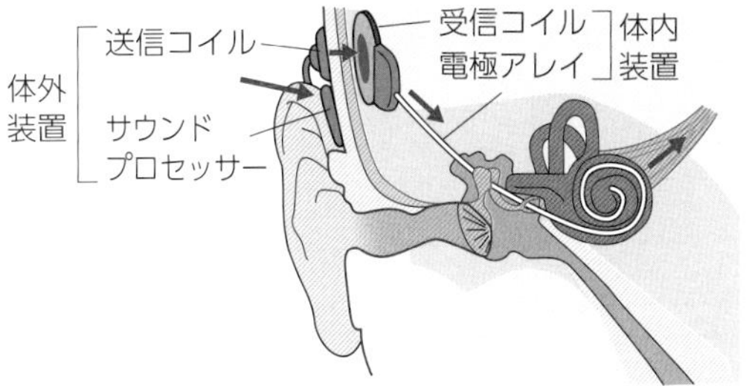

マイクロホン→送信コイル→受信コイル→電極→蝸牛神経</td></tr>
<tr><td>種類</td><td>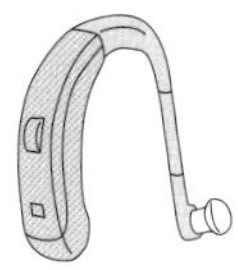
耳かけ型例
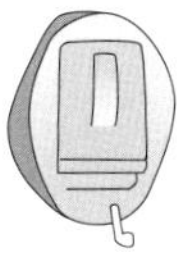
耳あな型例
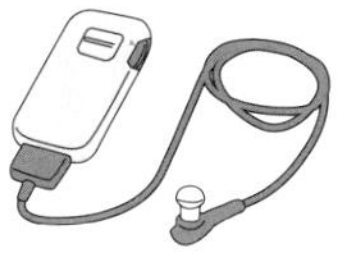
ボックス型例</td><td>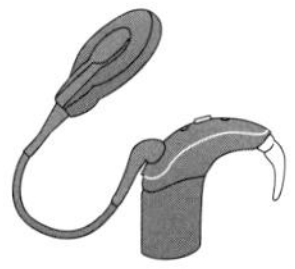
耳かけ型例
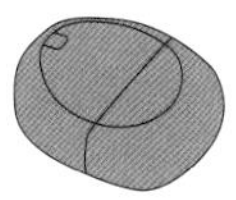
一体型例</td></tr>
<tr><td>適応</td><td>基本的にどのような聴力程度でも適応となる．伝音難聴では効果が高く，感音難聴では語音聴力が不良の場合には効果は低い</td><td>人工内耳適応基準に沿って適応を判断する．
成人の適応基準（2017年）では，以下のいずれかに該当する場合
1）裸耳での聴力検査で平均聴力レベル(500 Hz, 1,000 Hz，2,000 Hz）が90 dB以上の重度感音難聴
2）平均聴力レベルが70 dB以上，90 dB未満で，なおかつ適切な補聴器装用を行った上で，装用下の最高語音明瞭度が50％以下の高度感音難聴</td></tr>
</table>

図5-11　補聴器と人工内耳

なる．初回のマッピングは音入れといい，その後も定期的なマッピングをしながら，コミュニケーションの改善を目指すこととなる．

②その他

人工聴覚器には，残存聴力活用型人工内耳もみられる．高音障害型感音難聴に対しては，低音域を補聴器で，高音域を人工内耳で補うことにより，きこえを効果的に補完することができる．その他，中耳内にある耳小骨か内耳の入り口である正円窓膜に振動子を手術によって設置し，音を内耳に伝える機器である人工中耳，中枢聴覚路である蝸牛神経核の表面に電極を固定し，直接電気刺激する脳幹インプラントなどがあり，障害部位と程度に応じてこれらの人工聴覚器を利用することがある．

(3) 補聴援助システム

補聴器や人工聴覚器を使用しても距離が遠い人の声や雑音のある環境での聞き取りは難しいことが多い．補聴援助システムは，話し手のマイク音声を直接，補聴器や人工聴覚器に伝達するシステムであり，デジタル無線方式，磁気誘導方式，FM方式などがある．

2. 成人期のきこえの障害

1 成人難聴の特徴

成人難聴を考える上では，難聴の発症時期，難聴の程度や聴取能，現在の年齢によって，多様な臨床像を示すことになる．さらに，それまでの家庭生活や学校生活などの違いによっても現在の状況は異なる．そこで，成人期以降の難聴者では**表5-19**に示すように，大きく3つに分けてその特徴を捉え，対応していく必要がある．

2 発症時期に応じた成人難聴の臨床のポイント

(1) 言語獲得前の若年期に発症した難聴者

言語獲得前の若年期に発症した難聴者では，難聴の種類や程度により，使用しているコミュニケーション方法（⇒「**表5-21**」**109頁**）も異なる．発達状況によっても，その特徴には多様性が高いといえる．

たとえば，先天性重度難聴で手指法を使用している場合には，聴覚特別支援学校で過ごす例が多く，音声言語でのやりとりは難しく，筆談や手話通訳を介したやりとりとなる．情報補償を受け，難聴者との交流も多いことから，自身の難聴を理解していることが多い．しかしながら学校教育を修了して一般社会に出ると，コミュニケーション上の問題で職場での人間関係に支障をきたしたり，関係性の構築に難渋したりする場合がある．

一方，先天性重度難聴であるが，幼児期に人工内耳を装用して音声言語を獲得した場合には，通常学級でのインクルージョン教育を受け，音声言語でのやりとりが可能な場合が多い．社会参加がしやすい一方，難聴者との交流が少なく，自身の難聴理解，アイデンティティの形成でつまずいて深く悩む場合もある．個々の聴取能，コミュニケーション方法，発達状況を個別に理解し，成人期での就労などの社会生活上の問題が軽減できるような支援が必要となる．

ここが重要

【インクルージョン教育】
人間の多様性の尊重などを強化し，障害者が精神的および身体的な能力などを可能な最大限度まで発達させ，自由な社会に効果的に参加することを可能にするという目的のもと，障害のある者とない者がともに学ぶ仕組みのこと．

表5-19　成人期のきこえの障害とその特徴

難聴の発症時期	特徴
言語獲得前に発症した難聴 （先天性あるいは幼児期など言語獲得前に難聴となり，成人した例）	難聴の種類や程度，コミュニケーション方法，言語発達状況，家庭環境，教育状況などによって，成人期での臨床像には大きな違いがみられる．難聴が重度で，言語発達の遅れがある場合には，社会生活の読み書きやコミュニケーションで困難を示す場合もある．言語発達は良好で，音声言語を使用している場合にも，社会生活でわずかな食い違いを感じることもある
成人期に発症した難聴 （出生時には難聴はなく，音を聞いて育ってきたが，成人期になって進行性あるいは突発性の難聴となった例）	急な聴力低下により，音による情報が得られにくくなり，これまでの家庭生活や社会生活に大きく影響する．はじめに混乱・絶望などを感じ（ショック期），聴力の回復が見込めないことがわかって現状を悲観する（あきらめ期）．その後，障害を抱えながらも生きていくことを決め，将来に向けて歩み始め，社会の中で努力するようになる（再適応への萌芽期/再適応への努力期/再適応期）．心的過程には個人差があるため，個々の状態を把握することが重要となる
高齢期に発症した難聴 （加齢による生理的な変化によって難聴となった例）	聴力低下は高音域から始まり，徐々に低音域も低下し，高音漸傾型感音難聴が多くみられる．加齢とともに進行し，左右両側で同程度に障害を抱える場合が多い．ことばの聞き取りは，聴力閾値に比して不良であり，雑音下での聞き取りや早口の音声などの聞き取りが難しいことが多い．補聴やコミュニケーションの支援が重要であるが，本人自身が自覚するよりも，周りの家族が会話で困ることが多く，障害理解に時間を要することもある

(2) 成人期に発症した難聴者

> **ここが重要**
> **【成人期に発症した難聴】**
> 中途難聴，中途失聴ともいわれる．難聴の出現後のショック期→あきらめ期→再適応への萌芽期→再適応への努力期→再適応期と心理的な回復に変化が生じる．

成人期に発症した難聴者では，最も活動的な時期に徐々に，あるいは急激に聴力が低下し，聴覚を利用しにくい状況となっている．それまで当たり前のように利用できていた音情報が利用できなくなり，家族や友人，職場の同僚とのコミュニケーションが難しくなる．残された聴覚（残聴）がどの程度かによっても状況は異なり，特に重度の難聴であった場合には，**表 5-19** に示すように，急な難聴でショックを受ける時期がみられる．その後，補聴器や人工内耳などの聴覚補償機器を利用し，きこえを活用した新たなコミュニケーション方法の獲得により，徐々に再適応期へと心理的な状態は大きく変化する．心理的に安定したとしても，人とのコミュニケーションがうまくいかず，そのずれにより孤独感を感じることもあるため，気持ちに寄り添う心理的な支援が重要となる．

(3) 高齢期に発症した難聴者

> **ここが重要**
> **【高齢期に発症した難聴】**
> 加齢性難聴ともいわれる．聴力低下は，高音域より始まり，中音域，低音域と進行する．左右同程度の場合が多く，聴力に比して語音聴力は不良である．時間情報処理能が低下し，雑音下や早口音声の聴取で困難を示しやすい．

高齢期に発症した難聴は，加齢に伴うものであり，65 歳以上の約 40％で難聴がみられ，加齢とともに徐々に増加するとされる．難聴は，サクセスフルエイジング（幸福な老い）を阻害する要因の一つとされ，適切な対応がとられなければ，認知症のリスクが高まるとされている[2]．加齢性難聴の特徴は**表 5-19** に示す通りであるが，加齢とともに徐々に聴力が低下していくことから，本人自身に難聴の自覚がない場合も多い．補聴器を装用しても若い頃と同じくらいのことばの聞き取りには至りにくいこと，補聴器装用は老化のイメージが強いことなどから，補聴器装用に抵抗を示したり，装用状況に不満をもったりすることもある．自身のきこえの理解と，装用に対する十分な説明が必要となる．また，聴覚補償機器を利用したコミュニケーションを改善させるところまでの支援を行うことが重要である．

3. 小児期のきこえの障害

1 小児難聴の特徴

(1) 新生児聴覚スクリーニング検査による難聴の早期発見

> **ここが重要**
> **【新生児聴覚スクリーニング検査】**
> 自動ABR（AABR）またはOAEが用いられる．OAEの方が，難聴はないにもかかわらず要再検という結果が示される偽陽性率が高い．
>
> **【精密聴力検査】**
> ABRまたは聴性定常反応（ASSR）が用いられる．ABRは神経解剖学的な障害部位の特定に有用であり，ASSRでは周波数ごとの聴力が推定できるというメリットがある．

小児難聴については，新生児聴覚スクリーニング検査によって難聴が疑われ，その後の精査によって発見されるようになった．新生児聴覚スクリーニング検査は，難聴の早期発見，その後の早期療育を可能にするものとして，国内でも広く実施されるようになっている．この検査は生まれて約 3 日目頃に行われ，難聴が疑われる（要再検，refer），あるいは難聴はない（合格，pass）という結果が示される．新生児聴覚スクリーニング検査では，あくまで難聴の可能性が示されるだけで確定診断ではない．新生児聴覚スクリーニング検査で要再検となった場合には，耳鼻咽喉科での精密聴力検査や，乳幼児聴力検査の結果，日常のきこえの様子（聴性行動）など様々な評価結果を統合して，難聴の診断が行われる．なお，新生児聴覚スクリーニング検査の実施率は 2019 年の調査で 90.8％であり，2022 年現在，その後の全国調査結果は出されていないが，国内では全出生児への新生児聴覚スクリーニング検査は義務化されていない．

(2) 先天性難聴の原因と難聴のリスク因子

先天性の小児期の難聴の 60～70％程度は遺伝子が原因となり，その他は感染や外

表5-20　難聴のリスク因子とその特徴

因子	特徴
難聴の家族歴	先天性難聴の家族歴がある場合に，難聴になるのは1.43%
極低出生体重	出生体重1,500 g以下． 妊娠期間と出生体重が減少するにつれて難聴リスク増加（24～31週で生まれた未熟児では1.2～7.5%，体重750～1,500 gでは1.4～4.8%
胎内感染	トキソプラズマ症，風疹，サイトメガロウイルス（CMV），単純ヘルペス，梅毒など
細菌性またはウイルス性の髄膜炎	おたふくかぜ，ヘルペスウイルス
耳毒性薬物	アミノグリコシド系薬剤（ゲンタマイシン，トブラマイシン）の使用
人工換気や高ビリルビン血症	新生児集中治療室での5日以上の滞在あるいは治療（低酸素脳症による人工換気療法，高ビリルビン血症に対する交換輸血など）
頭頸部奇形	頭蓋骨や顔面の異常
聴覚障害合併が知られている先天異常症候群	症候群性難聴に関係する難聴以外の症状（腎障害，網膜色素変性，顔面の奇形など）

傷，薬物などの環境要因が関与するとされている．遺伝性難聴の80%が難聴以外の症状がみられない非症候群性難聴，残りの20%が難聴以外の症状も有する症候群性難聴といわれている[1]．

症候群性難聴には，難聴以外に腎障害を伴うオルポート症候群，色素異常を伴うワーデンブルグ症候群，網膜色素変性症を伴うアッシャー症候群，下眼瞼の欠損・小顎症・小耳症・頬骨弓の低形成を伴うトリーチャー・コリンズ症候群などがある．一方，非症候群性難聴のうち，コネキシン26をコードするGJB2遺伝子異常は，小児期の難聴で最も多い遺伝性難聴の原因である．その他の難聴のリスク因子は**表5-20**の通りである．これらの因子があり，新生児聴覚スクリーニング検査を受検していない場合には特に留意を要する．

ここが重要

【遺伝性難聴】
先天性難聴の中では遺伝性難聴が最も多く，両親のどちらかの遺伝子異常があれば発症する常染色体優性遺伝よりも，両親から同じ部分に変異がある遺伝子を受け継ぎ2つそろうことで発症する常染色体劣性遺伝が多くみられる．

【アッシャー症候群】
難聴とともに視覚障害も生じ得る症候群であり，盲ろうの原因の約半分を占めるともいわれている．

(3) 小児期の聴覚補償

難聴診断後の乳児には，きこえを補うために補聴器（**図5-11**）の装用を開始することとなる．小児用の補聴器は，小型で軽量化しており，電池状態を確認できるLEDライトの点灯，電池の誤飲を防ぐための電池ホルダーロック，小児用に設計されたフックなど，子どもが装用しやすいように作られている．

一方，聴力程度が重度の場合には，人工内耳を選択することとなる．小児の人工内耳適応基準は成人とは異なる．2022年の日本耳鼻咽喉科学会ガイドラインによると，原則1歳以上（体重8kg以上），裸耳での平均聴力レベルが90 dB以上，6か月以上の最適な補聴器装用を行った上でも装用下の平均聴力レベルが45 dBよりも改善しない場合，6か月以上の最適な補聴器装用を行った上でも装用下の最高語音明瞭度が50%以下の場合となっている．適応については，例外的適応条件や禁忌についても留意しておくことが必要である．

(4) コミュニケーション手段

難聴児が使用するコミュニケーション手段は様々である．大きく聴覚活用療育法と視覚活用療育法，その両者を利用する併用法に分けられる．それぞれの特徴は**表5-21**に示す通りである．コミュニケーション手段の選択は，言語発達過程での乳幼児期に必要であり，子ども側の要因（難聴の種類・程度，聴取能，聴覚補償機器

表5-21　難聴児の療育・教育方法におけるコミュニケーション手段，特徴[3]（小渕千絵・他，2022より抜粋）

<table>
<tr><th colspan="2" rowspan="2">療育方法</th><th rowspan="2">補聴機器</th><th colspan="5">コミュニケーション手段</th><th rowspan="2">特徴</th></tr>
<tr><th colspan="3">理解</th><th colspan="2">表出</th></tr>
<tr><td rowspan="2">聴覚活用療育法</td><td>聴覚音声言語療育法（auditory-verbal therapy：AVT）</td><td rowspan="4">補聴器／人工内耳</td><td colspan="3">聴覚</td><td colspan="2">音声</td><td>早期からの適切な補聴を前提とした上で最大限聴覚を活用し，読話などの視覚的手がかりを限定する方法（単感覚法）</td></tr>
<tr><td>聴覚口話法（auditory-oral therapy：AOT）</td><td colspan="3">聴覚・読話</td><td colspan="2">音声</td><td>聴覚音声法と同様に最大限聴覚活用をするが，自然な読話や身振りの使用を限定しない方法</td></tr>
<tr><td rowspan="2">併用法</td><td>キュードスピーチ</td><td>聴覚</td><td>読話</td><td>キューサイン</td><td>音声</td><td>キューサイン</td><td>手の位置や指の形で子音，口形で母音を表し，その組み合わせでことばを表す方法．読話の不確実さを補うことができ，音韻情報を学習する上で優れた方法と考えられている．聴覚特別支援学校により使用するキューサインの形式が異なり，統一されていない</td></tr>
<tr><td>トータルコミュニケーション法（TCT）</td><td>聴覚</td><td>読話</td><td>手話（日本語対応手話）・指文字</td><td>音声</td><td>手話・指文字</td><td>音声言語だけでなく，日本語対応手話（日本語文法に基づいて使用され，日本語単語に手話単語を対応させたもの）や指文字（音韻対応がなされ，助詞や発音の視覚化が可能なもの），身振りなど，利用できるあらゆるモードを用いて，コミュニケーションを取る方法</td></tr>
<tr><td>視覚活用療育法</td><td>バイリンガルろう教育法</td><td>なし</td><td colspan="3">日本手話</td><td colspan="2">日本手話</td><td>日本手話（日本語文法とは異なり，独自の言語体系をもち，手の動きや豊かな表情もことばとしての意味をもつ手話）を第一言語として習得させ，その後，書記言語により日本語の習得を効果的に獲得させることを目指す教育方法．東京都にある聴覚特別支援学校「明清学園」は，日本で唯一この教育を行っている．他にも各地域にフリースクールで学習できる場もある</td></tr>
</table>

ここが重要

【バイリンガルろう教育法】
日本手話とともにろう文化を習得し，かつ日本語とともに聴者による文化を獲得するという意味で，バイリンガル・バイカルチュラルろう教育法，あるいは二言語二文化法ともいわれる．

の種類，言語発達状況，年齢，性格，重複障害の有無など），保護者側の要因（家庭環境，生活習慣，教育レベル，性格，考え方など），地域の要因（地域ごとの医療や教育の状況など）を考慮して決定される．

2 発達時期に応じた小児難聴の臨床のポイント

小児期のきこえの問題には，両側性難聴でその影響が最も大きい．発達段階によって乳児期，幼児期，学童期，思春期以降に分けられ，各期におけるきこえの障害の特徴と臨床のポイントについて概説する．

(1) 乳児期

乳児期は，難聴児のその後の発達を規定する上で重要な時期といえる．

保護者はわが子の誕生の喜びもつかの間，生後早期に実施される新生児聴覚スクリーニング検査で要再検の判定を受け，精密聴力検査を受けて突然の難聴の診断を受けることになる．「なぜわが子だけが障害を抱えたのか」「この先どのように育てればよいのか」など，この時期は保護者のショックや不安が強く，自責の念を抱えるなど，不安定な心理状態であることが多い．保護者が前向きに育児をしにくい状況の中では，乳児期に重要なコミュニケーションの基礎が形成されにくくなるため，保護者の気持ちに寄り添い，子育ての喜びや子どもへの愛情を表現しながら保護者の心理的回復を支援することが重要である．

乳児期は，様々な感覚を利用して発達していくが，難聴のある乳児では，音情報から保護者の存在やことばを感じ取ることができないために，状況を認知する力が弱いことも多い．保護者との愛着形成が不十分なまま成長することもあるため，初期から豊かなコミュニケーションを育てるための関わりが重要となる．

(2) 幼児期

幼児期は，ことばを話し始め，人とのコミュニケーションを楽しみながら就学に向けて成長する時期である．難聴幼児の場合には，適切な聴覚補償やコミュニケーションの支援がない場合，ことばの話し始めである初語が遅れる，ことばを話し始めても数が少ない，助詞の脱落や誤用が多い，単文が多く重文や複文などの構文の複雑性に乏しい，人との会話でのやりとりの中で的外れな応答をしてしまうなど，語彙，構文，談話などの様々な領域での影響が大きくなる．また，難聴により構音の発達にも影響し，歪み，脱落，置換など音韻の獲得や，アクセントやイントネーションが平板化するなどの韻律の獲得にも問題を有することもある．一方，適切な聴覚補償や関わりがある場合には，遅れながらも年齢相応の言語・コミュニケーションを獲得する児もみられるため，個々の発達状態を評価により確認し，遅れに応じて適切な支援を行う．

> **ここが重要**
>
> **【コミュニケーションの支援】**
> 乳幼児期には，人との豊かな関わりは重要である．コミュニケーションはことばを生み出し，人との関係を学ぶ場となる．難聴児と関わる大人は，コミュニケーションパートナーとしてのスキルの獲得が重要である．

(3) 学童期

学童期になると，難聴による影響に個人差が大きくみられるようになり，就学先は通常学級，特別支援学級，聴覚特別支援学校と多様である．就学後に教科学習を行う上では，幼児期段階で必要となる言語発達を獲得していることが前提となるが，年齢相応の発達状況である場合と，言語やコミュニケーションなどで遅れがみられる場合がある．教科学習と合わせて，幼児期からの積み残し課題への対応が必要となる．

また学童期は友人関係を基盤として人格を形成し，社会性を発達させる段階であるが，難聴の影響により，円滑なコミュニケーションが難しく，友人関係でのトラブルに発展することもある．また，通常学級でインクルージョン教育を受ける場合には，他児と自己との違いを感じ，難聴をもつことについて悩みを抱えることもあるため，心理的な支援も検討する．

(4) 思春期以降

思春期以降にも，言語やコミュニケーションの発達の遅れがある場合には，年齢相応の学習が難しい場合がある．英語や音楽の授業などでは，難聴の程度や使用する機器の特性により，困難な場面がみられる．たとえば，人工内耳装用児では，声質やイントネーションなどの韻律情報，音楽のメロディなどの聴取は困難なことが多く，英語のリスニングやスピーキング，音楽の授業での和音の判定や歌唱などに影響する．人工内耳を装用していて音声言語での会話が円滑に可能な場合にも，これらの教科では不良な成績を示すため，教師や同級生からは理解されないことがある．機器の特性や限界についても理解してもらえるよう，周囲への説明や理解を得ることは大事である．

一方，思春期は友人関係が複雑化するに伴い，情報の齟齬によるトラブルに発展したり，一度受け止めた自身の難聴について改めて悩んだりするなど，自己のアイデンティティについて様々な葛藤を示すこともある．あるがままの自己を受け入れて，自我を確立させることができるよう，生涯を支えていくことが大切である．

4．ライフステージからみる臨床のポイント

きこえの障害を抱える成人および小児への対応においては，個々に抱える基本的な聴取能力，聴覚補償やコミュニケーションの方法，本人を取り巻く家庭，社会などの状況を面接や評価によって的確に捉え，支援の内容と方法を検討する必要がある．そして状況の変化や本人および家族のニーズに合わせて適宜見直しながら，より良い支援につながるよう努力や工夫を重ねることが重要である．

文献

1）Korver AMH, et al.：Congenital hearing loss. *Nat Rev Dis Primers*；3：16094. doi：10.1038/nrdp.2016.94.

2）Loughrey DG, et al.：Association of age-related hearing loss with cognitive function, cognitive impairment, and dementia. *JAMA Otolaryngol Head Neck Surg*, **144**：115-126, 2018.

3）小渕千絵・山本弥生：難聴児の療育・教育方法の選択―コミュニケーション手段の特徴も含めて―．*JOHNS*, **38**(7)：761-764, 2022.

（小渕千絵）

確認Check! □□□

- 小児期にみられる言語・認知系の障害の例を５つ挙げよう．⇒77頁
- 失語症を８つのタイプに分類しよう．⇒85頁
- 発話の非流暢性に影響する中核症状を列挙しよう．⇒96頁
- 摂食嚥下障害の原因となる疾患や因子を３つ以上挙げよう．⇒99頁
- 障害部位で分類した場合の難聴の種類を挙げよう．⇒103頁

付録　ライフステージからみる言語聴覚士としての臨床の視点

人は出生前から死ぬまで，生涯を通して環境と相互作用しながら連続的に変化・発達する．言語聴覚士の臨床の基本的姿勢としては，目の前の対象児・者が抱える言語・コミュニケーション障害は重層的であることを想定し，多角的かつ長期的視点をもつことである．たとえば，主訴が言語障害だとしても，障害の発生機序や程度によって発声発語障害や嚥下障害，きこえの障害，運動機能や社会性・心理的問題なども併せて抱えている可能性がある．

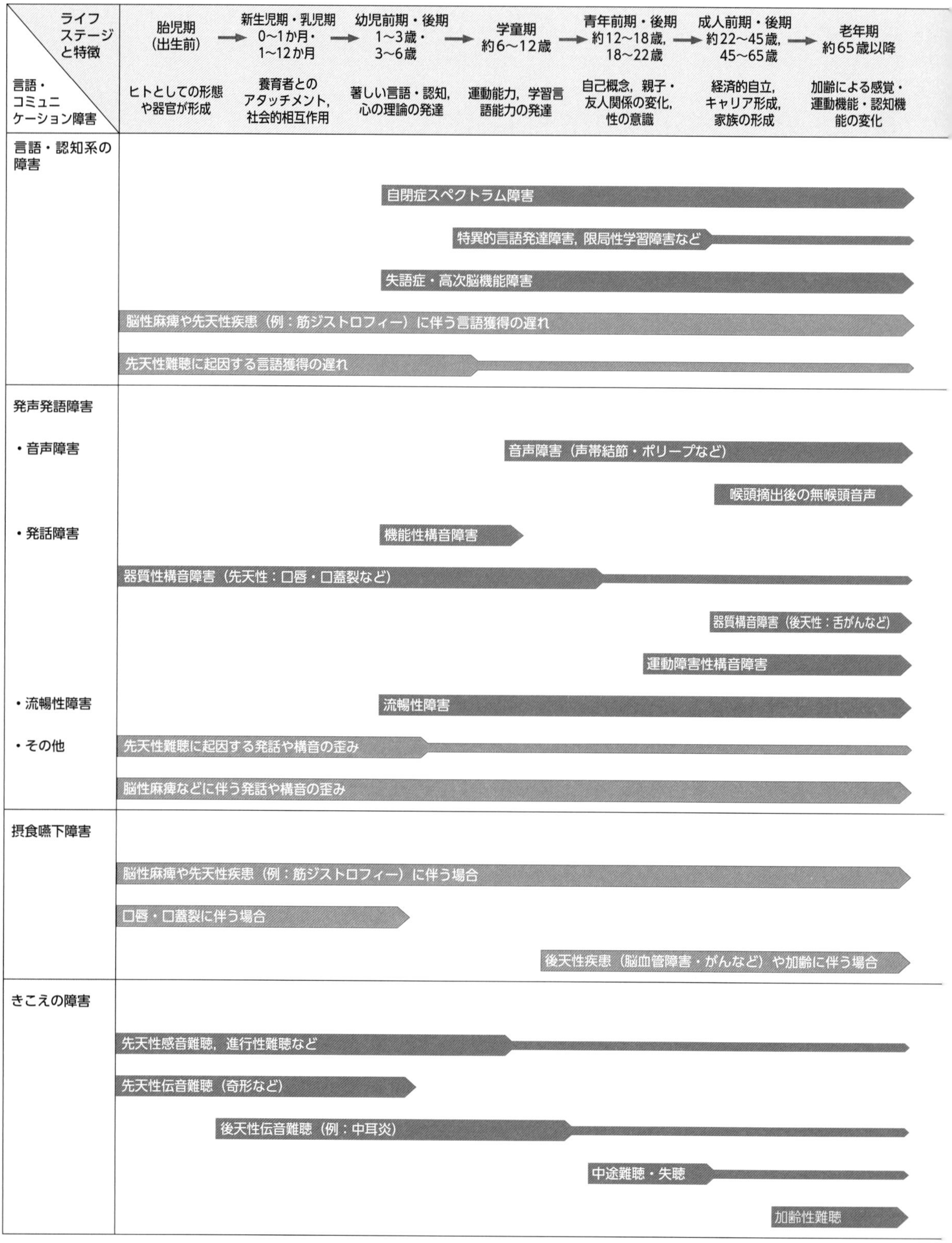

矢印の長さは，障害の永続性を示す．また，細い矢印は，症状の改善や環境調整により生活困難度が軽減する可能性を示す．

最善の訓練・指導により目覚ましく回復することもあれば，障害が残ることもあり，疾患によっては言語障害が進行することさえある．さらに，個人による差も大きい．言語聴覚士として対象者に関われるのは，その人の人生のほんの一瞬であること，障害の一部しか見ていないことを意識し，ライフステージや生活背景を考慮して全人的に受け止められるよう，知識や技能はもとより，人間性も磨いて対象児者を支援する．

言語聴覚士としての臨床の視点
幼児期から，視線・行動・対人関係・こだわりを観察し早期対応する．対応の仕方や環境調整で突出した能力を発揮する人もいる．注意欠如・多動性障害との鑑別も重要である． 言語理解と表出の乖離，言語的知能と非言語的知能の乖離に着目し，個人内の発達の強みと弱みを見極めて個別対応する．また，必要に応じて学校や職場などに合理的配慮を求める． 若年者の場合は，復学・復職に向け代償手段の確保と必要な配慮の提案をしていく．高齢者の場合は，介護者への働きかけも重視する． 運動機能も含め乳児期から多職種で対応し，本人が活用できるコミュニケーション手段を見極めて適切なエイドを活用する．障害が永続するため介護者に対する指導も必須である． 早期発見・療育と保護者の協力が鍵で，定型発達児同様の言語発達を示す児も多い．一方，成人期まで書記言語の習得に課題を抱える人もいる．
小児を含む幅広い年齢で発症し，発声指導を含む音声治療が奏功することが多い．手術を要する疾患もあるが，一般的に予後は良い． 成人期以降にがん治療などで喉頭を摘出しても，シャント発声や食道発声による会話は可能で，社会生活の継続と支援が重要となる． 発達途上に見られる場合が多く，学童期までに介入となることが多い．訓練による改善が期待できる． 先天性の場合は，出生前からの家族指導を含めて長期介入となり，構音障害は生涯残存することがある． 後天性の場合は，成人後期の発症が多く，社会復帰を視野に入れた対応が求められる． 成人期に発症し，原因疾患によって予後（改善・悪化）が異なる．年齢や生活環境に合わせて社会復帰や残存機能の維持を目標にする． 幼児期の発症が多く自然治癒率も高いが，遷延例では早期（幼児期・学童期）の介入開始と青年期以降の継続的な支援が重要である． 難聴の程度が高度化するほど発話明瞭度は低くなる．しかし，2歳頃までに補聴機器を装用開始し聴覚活用することで，明瞭な発話が期待できる． 発話の問題が出現する前からの介入が求められる．幼児期・学童期の療育を経た後，発話障害が永続的に残存する場合もある．
新生児期・乳児期には哺乳，乳児期から幼児期には摂食への介入が求められる．機能改善はしても，老年期まで永続的な対応を要する． 障害は出生時から存在するが，裂への外科的・補綴的対応によって改善する可能性が高い． 幅広い年齢層で発症し，訓練による改善が認められることが多いが，老年期では疾患に伴う障害以外に加齢による機能低下が加わる．
難聴の根治は困難だが，乳児期までに発見し聴覚補償すると聴取能は改善する．一側性難聴，軽・中等度難聴，進行性難聴の見逃しには注意を要する． 原因や症状によっては通常の補聴器装用が困難な場合があり，軟骨伝導補聴器や人工聴覚器も含めて慎重に検討する． 医科的治療で完治する場合が多い．再発を繰り返すと難聴が進行するため，聴力レベルの変動に注意し，複数の聴覚機能検査でクロスチェックする． 言語能力も発話能力も正常だが，音声入力が限られコミュニケーションが困難になる．補聴器や人工内耳装用で改善する可能性が高い． 障害や補聴器装用に抵抗感を示す人が多く，家族を含むコミュニケーション指導が効果的である．認知症と誤認されやすく，情報補償して鑑別する．

索引

和文索引

あ

曖昧性 34
アクシデント 16
アクセント 32
アスペクト 33
アッシャー症候群 108
アブミ骨 59
アルツハイマー型認知症 86

い

異音 31
胃切除後誤嚥性肺炎 100
一次運動野 54
一次感覚野 54
一次視覚野 54
一次体性感覚野 54
一次聴覚野 54
一側性上位運動ニューロン性 93
一側性難聴 103
遺伝性難聴 108
意味論 30
医療ソーシャル・ワーカー 68
インクルージョン教育 14,106
インシデント 16
インシデント報告書 17
インテーク面接 66
咽頭 47
インフォームド・アセント 15
インフォームド・コンセント 14

う

ウィリス動脈輪 50
ウェルニッケ失語 85
ウェルニッケ野 56
有縁性 29
ヴォイス 33
運動過多性 94
運動障害性構音障害 92
運動低下性 93
運動ニューロン 52

え

嚥下性肺炎 4,98
嚥下反射 48
縁上回 56
遠心性伝導路 52
延髄 52

お

横側頭回 60
オージオグラム 57,103
オーディトリーニューロパチー 103
音圧 57
音韻意識 38
音韻性錯語 94
音韻論 30
音源定位 61
音声学 30
音声障害 90
音節 31
音素 31

か

下位運動ニューロン 52
下位運動ニューロン損傷 93
下位語 33
外喉頭筋 43,47
介護支援専門員 68
介護老人保健施設 23
外耳 58
外シルヴィウス裂言語領域 56
外舌筋 44
外側半規管 62
外側毛帯 60
回復期病棟 23
外有毛細胞 60
下咽頭 47
下顎 44
かき混ぜ語順 33
可逆文 72
下丘 60
蝸牛 60
蝸牛管 60
蝸牛神経核 60
蝸牛窓 59
角回 56
学習言語 38
格助詞 33
拡大・代替コミュニケーション 73
カクテルパーティー効果 61
学童期の言語発達 38
獲得性吃音 96
下行性伝導路 52
過大汎用 37
片仮名 35
活動 20
活動制限 70
カットオフ値 69
刈り込み 32
加齢性嚥下機能低下 102
加齢性難聴 107
含意 34
感音器官 58
感音難聴 58,103
感覚情報の処理 52
環境因子 20,70
喚語困難 69,94
観察法 66
漢字 35
感染症防止対策 17
観念運動性失行 85
観念性失行 85
間脳 50
鑑別診断検査 67

き

キーパーソン 68
既往歴 68
記憶障害 86
気管切開 101
記号体系 29
記号内容 29
記号表現 29
きこえ 3
器質性構音障害 94
規準喃語 37
気導聴力 103
キヌタ骨 59
機能回復訓練 73
機能局在 54,83
機能語 33
機能障害 70
機能性構音障害 94
基本語順 33
吸気 42
球形嚢 62
弓状束 56
旧情報 34
求心性伝導路 52
急性期病棟 23
キュードスピーチ 109
橋 52
境界知能 79
胸郭 42
共起制限 34
共同注意 36
業務独占 1
緊急時の対応 17

く

クラタリング 3,97

繰り返し 96

け

ケアマネージャー 68
経管栄養法 100
敬語 35
痙性麻痺 93
痙性麻痺性 93
形態素 32
形態論 30
軽度難聴 58
ケースカンファレンス 71
限局性学習症 77
限局性学習障害 79
言語 3
健康状態 20
言語獲得後難聴 104
言語獲得前難聴 104
言語獲得前に発症した難聴 106
言語機能 55
言語コミュニケーション 28
言語聴覚士 1
言語聴覚士数 5
言語聴覚士の歴史 7
言語聴覚士法 1, 2
言語聴覚障害学 10
言語発達障害 78
言語病理学 9
言語病理学的診断 64
言語モダリティ 84
言語様式 84
検査結果の解釈 67
検査法 67
謙譲語 35
現病歴 68
健忘性失語 85

こ

語彙の爆発的増加 37
構音・共鳴 41, 44
構音点 47, 94
構音動作 41
構音方法 47, 94
口蓋 44
口腔 44
口腔・中咽頭がん 94
高次脳機能障害の２つの定義 83
高次脳機能障害の行政的な定義 88
高次脳機能の階層性 83
甲状軟骨 42
口唇 44
口唇・口蓋裂 94
構造化面接 66
拘束形態素 32
後大脳動脈 50
後天性難聴 104
喉頭 42
後頭葉 50, 54
高度難聴 58
後半規管 62
後迷路 60
合理的配慮 14
高齢期に発症した難聴 107
交連線維 50
声の高さ 44
声の強さ 44
誤嚥 99
誤嚥性肺炎 4, 98, 101
コード化 29
呼気 42
呼吸 41, 42
呼吸運動 42
呼吸器 42
国際音声記号 45, 46
国際生活機能分類 20
語形成 32
鼓室階 60
個人因子 20, 70
個人情報 15
骨導聴力 103
ことば 26
コミュニケーション 27
語用論 31
コルチ器 60
根拠に基づく医療 16
根拠に基づく臨床 16, 72
混合型超皮質性失語 85
混合難聴 103

さ

災害リハビリテーション 19
在宅リハビリテーション 19
最長発声持続時間 64
作業療法士 2
嗄声 90
サルコペニア 102
参加 20
参加制約 70
三項関係 36
三半規管 62
参与観察 67

し

恣意性 29
子音 46
子音語幹動詞 32
視覚活用療育法 109
視覚性失認 87
耳管 59
弛緩性麻痺性 93
視空間障害 86
指示箋 68
視床 51
視床下部 51
耳小骨 59
耳小骨筋反射検査 59
耳小骨連鎖 59
時制 33
耳石器 62
自然観察法 66
実験観察法 66
失行 85, 87
失語症 84
失調性 93
失認 87
失名辞失語 85
実用的コミュニケーション訓練 73
視点 35
自動性と意図性の乖離 86
シニフィアン 29
シニフィエ 29
事物の永続性 36
自閉症スペクトラム障害 78
自閉スペクトラム症 78
社会的行動障害 88
社会的参照 36
社会的微笑 36
自由形態素 32
重症心身障害 80
重度難聴 58
周波数 57
周辺言語 28
受信者 27
主題 34
手段-目的関係 36
守秘義務 15
準言語 28
上位運動ニューロン 52, 93
上位語 33
上咽頭 47
上オリーブ核 60
生涯教育 12
障害者権利条約 14
障害者雇用促進法 74
障害者差別解消法 14
松果体 51

症候群性難聴 108
症候性吃音 96
上行性伝導路 52
小児難聴 107
小脳 52
情報開示請求 16
静脈栄養法 100
省略 94
所記 29
職業倫理 13
食道入口部開大 48
職能団体 2
助動詞 33
自律神経 49
シルヴィウス裂 50
心因性吃音 96
神経核 52
神経原性吃音 96
神経伝導路 52
神経変性疾患 83
進行性疾患 95
人工聴覚器 104
人工内耳 104
人工内耳適応基準 105, 108
新情報 34
心身機能・身体構造 20
新生児聴覚スクリーニング検査 107
信頼性 69
心理・社会的サポート 74
診療補助行為 2
診療録 16

す

遂行機能障害 86
錐体外路 53
錐体路 52
随伴症状 96
スクリーニング 68
スクリーニング検査 67
スピーチバナナ 57

せ

正円窓 59
正規分布 67
成人期に発症した難聴 107
声帯 42
声帯音源 44
声帯振動 41, 44, 46
声道 45
精密聴力検査 107
声門 43
生理的微笑 36
脊髄 49
脊髄神経 49
舌 44
舌小帯短縮症 94
摂食嚥下 3
摂食嚥下障害 98
摂食嚥下の器官 47
摂食嚥下のメカニズム 48
前言語期の発達 36
前言語的コミュニケーション 36
全失語 85
線条性 30
線状性 30
線条体 52
前大脳動脈 50
選択制限 34
前庭 62
前提 34
前庭階 60
前庭窓 59
先天性難聴 104, 107
先天性鼻咽腔閉鎖機能不全症 94
前頭側頭型認知症 88
前頭葉 50, 54
前半規管 62

そ

総頸動脈 50
総合的検査 67
側性化 54
測定 64
側頭葉 50, 54
阻止 96
咀嚼筋 45
卒後教育 12
卒前教育 12
尊敬語 35

た

対義語 34
体性神経 49
大脳基底核 51, 52
大脳の血管支配 50
大脳白質 50
大脳半球 49
大脳皮質 50
高さアクセント 32
多義語 34
多義性 34
多職種連携 18
脱水 100
妥当性 69
短期目標 71
淡蒼球 52
断綴性発話 93

ち

地域ケア会議 39
地域包括ケアシステム 19, 39
地域包括支援センター 39
地域リハビリテーション 19
チームアプローチ 72
置換 94
窒息 100
知的能力障害 76
知的発達症 77
注意欠如多動症 77
注意欠如・多動性障害 80
注意障害 87
中咽頭 47
中央階 60
中耳 59
中心溝 50
中枢神経 49
中大脳動脈 50
中等度難聴 58
中脳 52
聴覚音声言語療育法 109
聴覚活用療育法 109
聴覚器官 58
聴覚口話法 109
聴覚的理解 85
聴覚補償機器 104
長期目標 71
超皮質性運動失語 85
超皮質性感覚失語 85
聴力レベル 57
直示 34
治療仮説 64, 70

つ

椎骨動脈 50
通常型誤嚥性肺炎 100
通所リハビリテーション 19
ツチ骨 59

て

低栄養 100
丁寧語 35
デシベル 57
伝音器官 58
伝音難聴 58, 103
転換語順 33
テンス 33

伝導失語 85

と

同音意義語 34
同義語 34
統語論 30
投射線維 50
頭頂後頭溝 50
頭頂葉 50,54
トータルコミュニケーション法 109
特異的言語発達障害 78
特異な構音操作 94
特定検査 67
特別支援学校 25
トピック 34

な

内頸動脈 50
内喉頭筋 43
内耳 60
内舌筋 44
内側膝状体 60
内有毛細胞 60
内容語 33
ナラティブ 38
喃語 37
軟口蓋 44
難聴の程度 104

に

二重分節 29
日本言語聴覚士協会 2
日本言語聴覚士協会倫理綱領 13,14
日本語対応手話 109
日本手話 109
入所リハビリテーション 19
乳幼児健診 7
認知症 86

ね

粘膜下口蓋裂 94

の

脳 49
脳回 49
脳外傷 83,87,88
脳幹 50,52
能記 29
脳血管障害 83
脳溝 49
脳室周囲白質軟化症 80
脳神経 49,53,57
脳性麻痺 80
脳梁 49
脳梁離断症状 87

は

肺気流 47
背景因子 70
背景症状 84
バイタルサイン 16
バイリンガルろう教育法 109
配列の誤り 94
派生語 32
発語失行 94
発信者 27
発声 41,42
発声障害 90
発声発語障害 90
発声発語の器官 41
発達期摂食嚥下障害児（者） 99
発達性吃音 96
発達性ディスレクシア 79
発達性読み書き障害 79
発話運動機能 57
発話障害 92
発話の非流暢性 96
話しことば 3
早口言語症 3,97
反意語 34
半規管 62
反義語 34
半構造化面接 66
半側空間無視 86

ひ

鼻咽腔閉鎖機能 45
被殻 52
引き伸ばし 96
非言語コミュニケーション 28
非構造化面接 66
皮質延髄路 53,57
皮質脊髄路 53
尾状核 52
非症候群性難聴 108
歪み 94
ピッチアクセント 32
人の会話域 57
非肺気流 47
びまん性嚥下性細気管支炎 100
びまん性軸索損傷 84
ヒヤリ・ハット 16
病院 23
表音文字 35
評価 64
評価サマリー 70
評価プラン 68
表語文字 35
標準化 69
標準偏差 68
標準予防策 18
病巣 83
日和見感染 18
平仮名 35
披裂軟骨 42

ふ

複合語 32
復唱 85
不顕性誤嚥 98
不随意運動 94
プランニング 92
フレイル 102
ブローカ失語 85
ブローカ野 55
プログラミング 92
プロセスモデル 49
ブロック 96
分節性 29

へ

平均聴力レベル 104
平衡器官 61
併用法 109
ヘルシンキ宣言 14
ヘルツ 57
偏差IQ 69

ほ

母音 45
母音語幹動詞 32
傍シルヴィウス裂言語領域 56
訪問リハビリテーション 19
補聴援助システム 105
補聴器 104,108
掘り下げ検査 67

ま

末梢神経 49
マッピング 104

み

ミニマルペア 31

む

矛盾 34

無声音 …… 46

め

名称独占 …… 1
メタ言語 …… 38
メッセージ …… 27
面接法 …… 66
メンデルソン症候群 …… 100

も

モーラ …… 31
モダリティ …… 33
問診 …… 66
問題点の抽出 …… 70

ゆ

優位半球 …… 54
有契性 …… 29
有声音 …… 46
指文字 …… 109

よ

幼児期の言語発達 …… 37
養成教育 …… 12

ら

ラセン器 …… 60
ラセン神経節 …… 60
ラポール …… 66
卵円窓 …… 59
卵形嚢 …… 62

り

理学療法士 …… 2
理学療法士及び作業療法士法 …… 2
リスク管理 …… 16
リスクマネジメント …… 17
リハビリテーション処方箋 …… 68
流暢性 …… 85
流暢性障害 …… 95
療育センター …… 24
両耳加算効果 …… 61
両耳聴効果 …… 61
両側性上位運動ニューロン損傷 …… 93
両側性難聴 …… 103
臨床記録 …… 16
臨床推論 …… 64
輪状軟骨 …… 42

る

類義語 …… 34

れ

レイトトーカー …… 78
レビー小体型認知症 …… 88
連合線維 …… 50
連合野 …… 55
レンズ核 …… 52
連濁 …… 32

ろ

老年症候群 …… 102
ローマ字 …… 35

数字・欧文索引

数字

1歳6か月児健診 …… 7
2語連鎖 …… 37
3期モデル …… 49
3歳児健診 …… 7
4期モデル …… 49
5期モデル …… 49

A

AAC …… 73
AD/HD …… 80
AOT …… 109
ASD …… 78
ASHA …… 9
assessment …… 64
attention-deficit/hyperactivity disorder …… 80
audiology …… 10
auditory neuropathy …… 103
auditory-oral therapy …… 109
auditory-verbal therapy …… 109
augmentative and alternative communication …… 73
autism spectrum disorder …… 78
AVT …… 109

C

CDS …… 37
cerebral palsy …… 80
child directed speech …… 37
clinical reasoning …… 64

D

dB …… 57
developmental dyslexia …… 79
diagnosis …… 64
DSM …… 77

E

EBM …… 16
EBP …… 16, 72
evidence-based medicine …… 16
evidence-based practice …… 16

F

frailty …… 102

H

hearing …… 3
HOPE …… 66
Hz …… 57

I

ICD …… 77
ICF …… 20, 70
ICF-CY …… 20
intellectual disorder …… 76
International Classification of Functioning, Disability and Health …… 20
IPA …… 45, 46
IQ …… 76

L

language …… 3

M

measurement …… 64
MPT …… 64
MSW …… 68

O

OT …… 2

P

periventricular leukomalacia …… 80
presbyphagia …… 102
PT …… 2
PVL …… 80

S

sarcopenia …… 102
severe motor and intellectual disabilities …… 80
SLI …… 78
SLP …… 10
SLT …… 10
specific language impairment …… 78

specific learning disorder ······ 79
speech ······ 3
speech-language pathologist ······ 10
speech-language pathology ······ 10
speech-language therapist ······ 10
speech-language-hearing therapist ······ 1
ST ······ 1
standard precautions ······ 18
swallowing ······ 3

T

TCT ······ 109

最新言語聴覚学講座
言語聴覚障害学概論　ISBN978-4-263-27071-4

2023年10月10日　第1版第1刷発行

編者　倉智雅子
植田恵
城間将江
発行者　白石泰夫
発行所　医歯薬出版株式会社
〒113-8612　東京都文京区本駒込1-7-10
TEL. (03)5395-7628(編集)・7616(販売)
FAX. (03)5395-7609(編集)・8563(販売)
https://www.ishiyaku.co.jp/
郵便振替番号　00190-5-13816
乱丁，落丁の際はお取り替えいたします　印刷・教文堂／製本・皆川製本所